変形性膝関節症
膝の痛みがない生活へ

白誠書房特別取材班 編著
馬越啓一（サンキューグループ代表）監修

白誠書房

はじめに

変形性膝関節症の潜在的な患者数は厚生労働省の調査によれば約３０００万人にもなる。また別の調査では40歳以上の男性の42・6％、女性の62・4％が、こうした症状に悩まされているといわれており、いわば「国民病」といえるほどの罹患率である。

変形性膝関節症はひどくなれば歩けなくなるため、患者にとってはかなり恐ろしいものだ。しかも膝痛は痛みが辛いだけではなく、痛みから動かなくなり、その結果として体重が増加し、さらに膝に負担がかかってしまうという悪循環に陥りやすい。その結果、最初は階段の昇り降りなどで痛みを感じるだけなのに、日常生活のさまざまな場面で痛みを感じるようになり、膝も変形してしまったりする。

また、変形性膝関節症は激しいスポーツによる靱帯の損傷や関節リウマチを原因とするケースもあるが、ほとんどは老化にともなって発症したもので、明確な原因がわからない。膝痛を引き起こすのは膝周辺の神経であり、膝の軟骨が弾力性を失って削れるしまうことで神経を圧迫することは判明している。しかし同じように軟骨が老化していても痛みの出ない人もいるのである。

結局のところ本当の原因がよくわかっていないのだろう。そのためか膝痛を抱えて、ドクターショッピングをしている患者はとても多い。そうした患者の受け皿になっているのが、本書に取り上げた高い治療技術を持つ整骨院である。

そもそも膝痛は膝だけが問題なのではない。腰痛をかばっているうちに膝痛に悩むようになったという患者も少なくないのである。つまり身体全体のバランスを取りながら、膝への負担を軽減できる治療こそが膝痛の根本治療といえる。実際、身体の仕組みを考えても、正面から見たときの膝下と膝上の骨の角度は若干異なっており、大げさに言えばX脚のような形状なのである。その微妙なバランスは骨盤や背骨、周辺の筋肉と連動することによって安定を生み出す。

膝だけの動きだけを分析するのではなく、身体全体のバランスを骨や筋肉から調整するのは、西洋医学の不得意な分野である。一方、整骨院にとって、最も力を発揮しやすい領域といえる。とはいえバランスは、体重や身長、生活習慣によっても変わってくるので、施術者の繊細な技量がものをいう領域とも感じた。その意味でも変形性膝関節症に実績のある整骨院、整体院を厳選して紹介できたことに安堵している。

取材で印象的だったのは、人工関節を入れるか悩んでいた人などが整骨院の施術によって再び元気に歩いている姿だった。動けなくなるかもという恐怖から解放された自然な笑顔と明るい口調は、膝痛治療における整骨院の必要性を強く感じさせるものだ。

この本が読者の皆さんの膝痛解消に役立ってくれるなら望外の幸せである。

白誠書房特別取材班

『変形性膝関節症膝の痛みがない生活へ』　目次

あい整骨院

のべ9万8000人の患者を診てきた経験を活かし、問診室で問診をして生活習慣などの問題を把握し、背骨の動きを滑らかにする「背骨三軸リリース」によって治療する。地域との交流も深く、地域の人々から愛される治療院である。

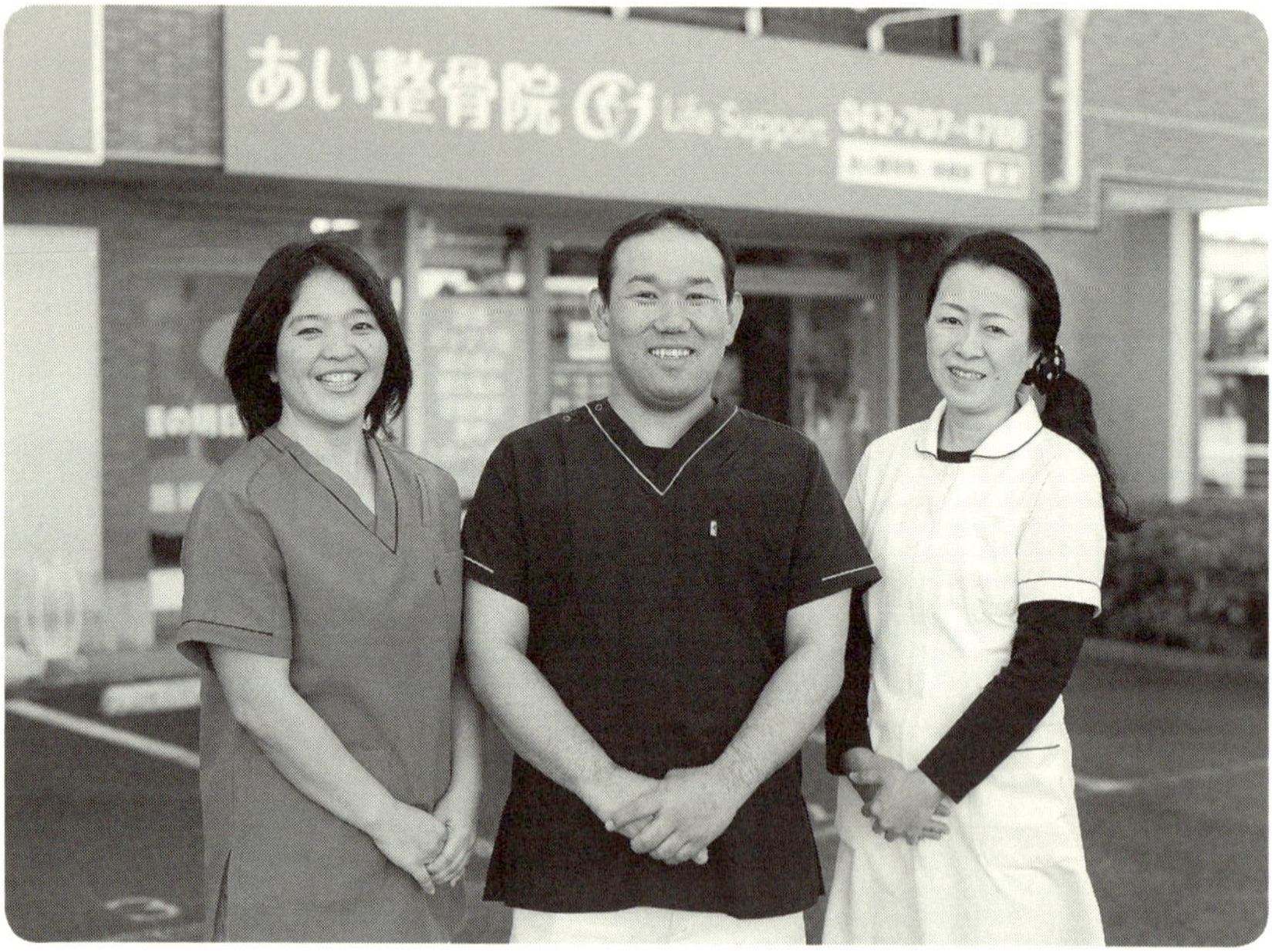

しっかりとした問診豊富な経験で原因を探し出して治療する

診療時間

月～金　9:00～12:30　15:00～19:30
土　9:00～14:00
休診日　日曜日、祝祭日

あい整骨院

〒252-0226 神奈川県相模原市中央区陽光台2-3-2ソレアード陽光台104
Tel. 042-707-4788
https://ai-seikotu-sagamihara.com/

院へのアクセス

電車ご利用の場合
JR相模線「上溝」駅より徒歩10分

お車ご利用の場合
〈駐車場のご案内〉
契約駐車場3台有

問診でしっかりと話を聴き原因を突き止めてから、痛みの場所ではなく、原因となるポイントにアプローチする治療を行っている。そのため治療院には、問診室を完備。最大で30分の相談を受け付けている。また、問診などで患者を待たすことのないよう、診察は予約制となっている。

業界経験18年、延べにして9万8000人の身体を診てきた経験は、他院で手術しかないと宣言された患者を施術によって救っている。変形性膝関節症については、社会人野球を楽しんでいた50代男性が近隣の病院を巡った後、あい整骨院にたどり着いたケースがある。医師からは手術が成功しても野球は難しいと言われていたが、ひどかった腫れは3日でひき、その週末から野球の試合に参加できるまでに回復したという。

全身運動である歩行で使われる膝は、身体の中心である背骨を整え、背骨の動きを滑らかにすることによって負担が軽減します。そのため成澤院長が駆使する施術「背骨三軸リリース」が、大きな力を発揮します。身体の痛みなどで動きが制限された日々から、患者を開放してあげたいという気持ちから、「決してあきらめず、患者と一緒に直すという意識を持ち続けること」をモットーとしている。

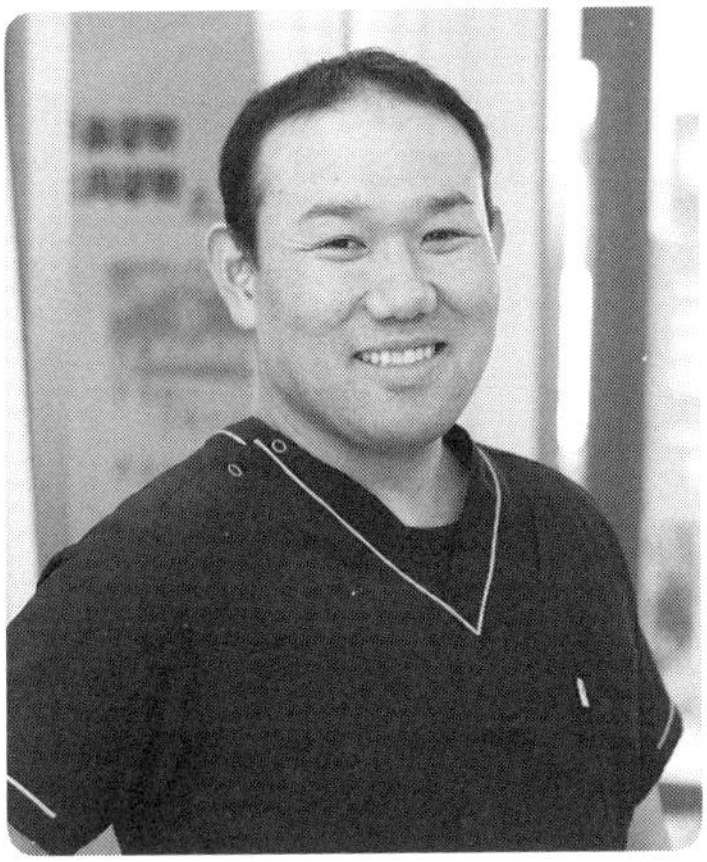

成澤 允邦 先生

プロフィール

●なるさわ まさくに

1979年長野県出身。日本健康医療専門学校卒業。2016年3月に、自分のやり方で一人ひとりの患者に真剣に向き合いたいと思い開業した。背骨三軸リリースという施術を用いて、決して諦めず、患者と一緒に治すという意識を持って治療を続けている。地元老人会や自治会でボランティアの健康講義なども担当し、地域の方々から愛される整骨院を目指している。

赤羽整骨院

加齢とも関連が深い変形性膝関節症は、徐々に進行していく症状でもある。だからこそ進行を遅くするために生活改善に取り組む必要がある。そうした息の長い治療に寄り添うことができるのも、赤羽整骨院の人気の秘密だろう。

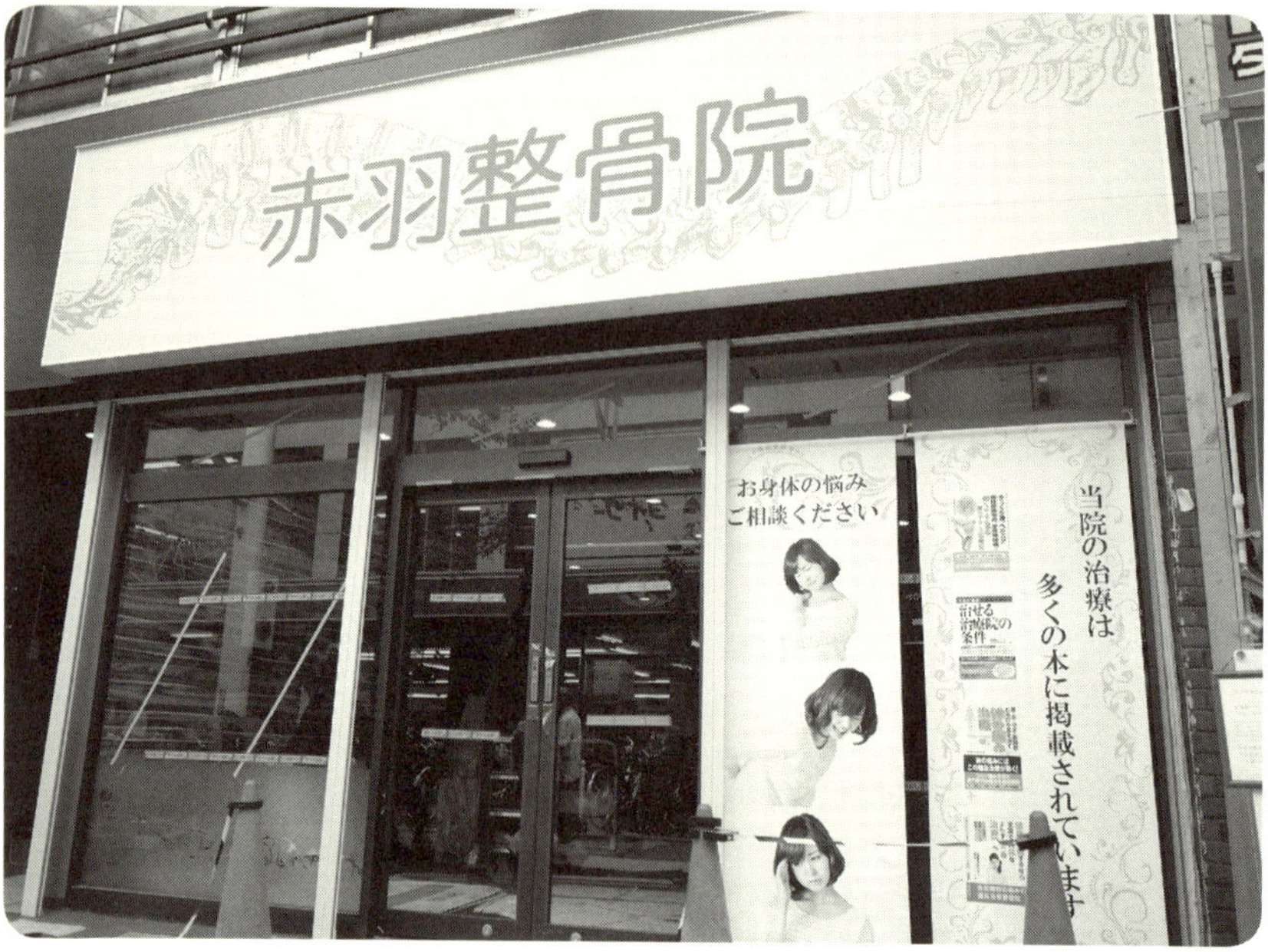

赤羽整骨院
お身体の悩み
ご相談ください
当院の治療は
多くの本に掲載されています
治せる治療院の条件

膝痛と向き合って進める生活改善に伴走できる整骨院がある安心感

診療時間

月〜金　9:00〜12:00　15:00〜19:30
土　9:00〜13:00
休診日　日曜日、祝日

赤羽整骨院

〒115-0045 東京都北区赤羽2-1-19
Tel. 03-5939-7539
https://akabane-seikotsu.com/

院へのアクセス

電車ご利用の場合

JR「赤羽」駅より
徒歩3分

近年は都心へのアクセスの良さや大規模な開発によって、若い人たちを中心に人気となっている赤羽。そんな場所にオープンしたのが、赤羽整骨院である。

赤羽整骨院はすでに人気の整骨院となっており、変形性膝関節症で定期的に通っている患者も多い。変形性膝関節症は膝の軟骨がすり減るために痛みが起きる進行性の症状である。だからこそ、とりあえず痛みだけを取るという治療は向かない。

「Ｂ＆Ｍ背骨ゆがみ矯正法」で膝の痛みを軽減できても、その後何もしなければ長年の身体の癖によって骨格や筋肉のバランスが崩れ、再び激しい痛みに襲われてしまうこともある。こうしたことを回避するためには、どんな生活習慣や体の動きが膝痛を悪化させているのかを知り、患者自身も痛みと向き合って、生活習慣を自発的に改善していくことが重要になる。　近年話題のＥＭＳ機器の使用など含め、筋力アップのための運動が症状改善に必要である。加齢によって悪化するかもしれない変形性膝関節症への対抗手段として生活改善が有効だと理解して、変形性膝関節症はコントロールできる。そして赤羽整骨院のスタッフは、そうした歩みに寄り添うプロでもある。

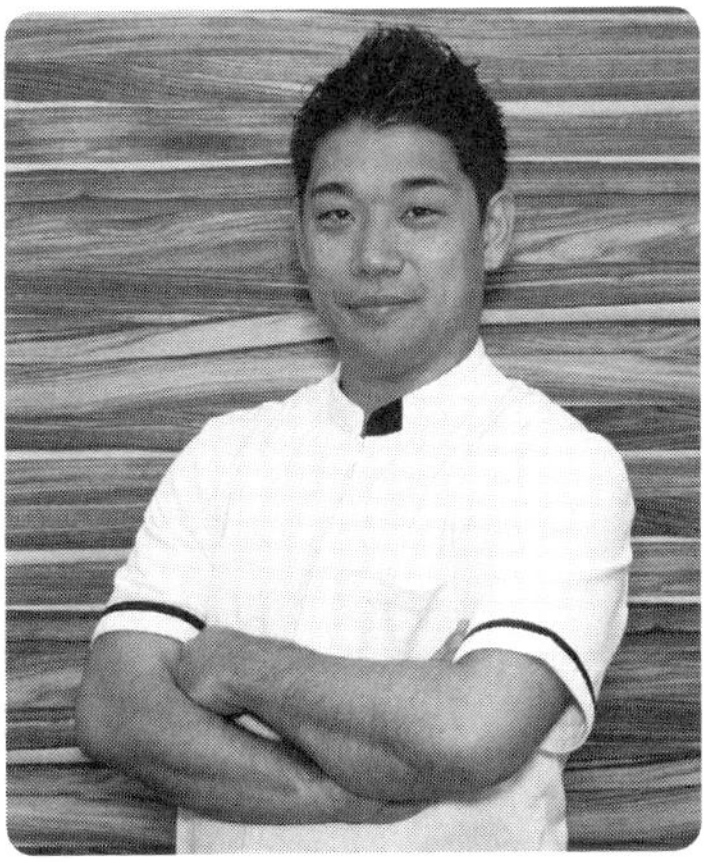

馬越 啓一 先生

プロフィール

●まごし けいいち

1981年京都生まれ。整骨院の専門学校を卒業後、数々の治療を学び、京都市にかつら整骨院を開業。以降11年間に京都・大阪・兵庫など全国に37院を開院。サンキューグループの代表として活躍している。各37の整骨院とともに地域の一番人気院として業績を上げている。B&M背骨ゆがみ矯正法を開発し「1回で効果が実感できる」と好評。現在では全国各地からその技術・経営法などを学びに来る先生方も多い。

阿佐ヶ谷整骨院

変形性膝関節症の患者が治療に不安を持っているケースは多い。現状は症状を悪化させない治療が続くからだ。阿佐ヶ谷整骨院の「B&M背骨ゆがみ矯正法」は痛みを軽減させ、患者に治療への希望を回復させることに成功している。

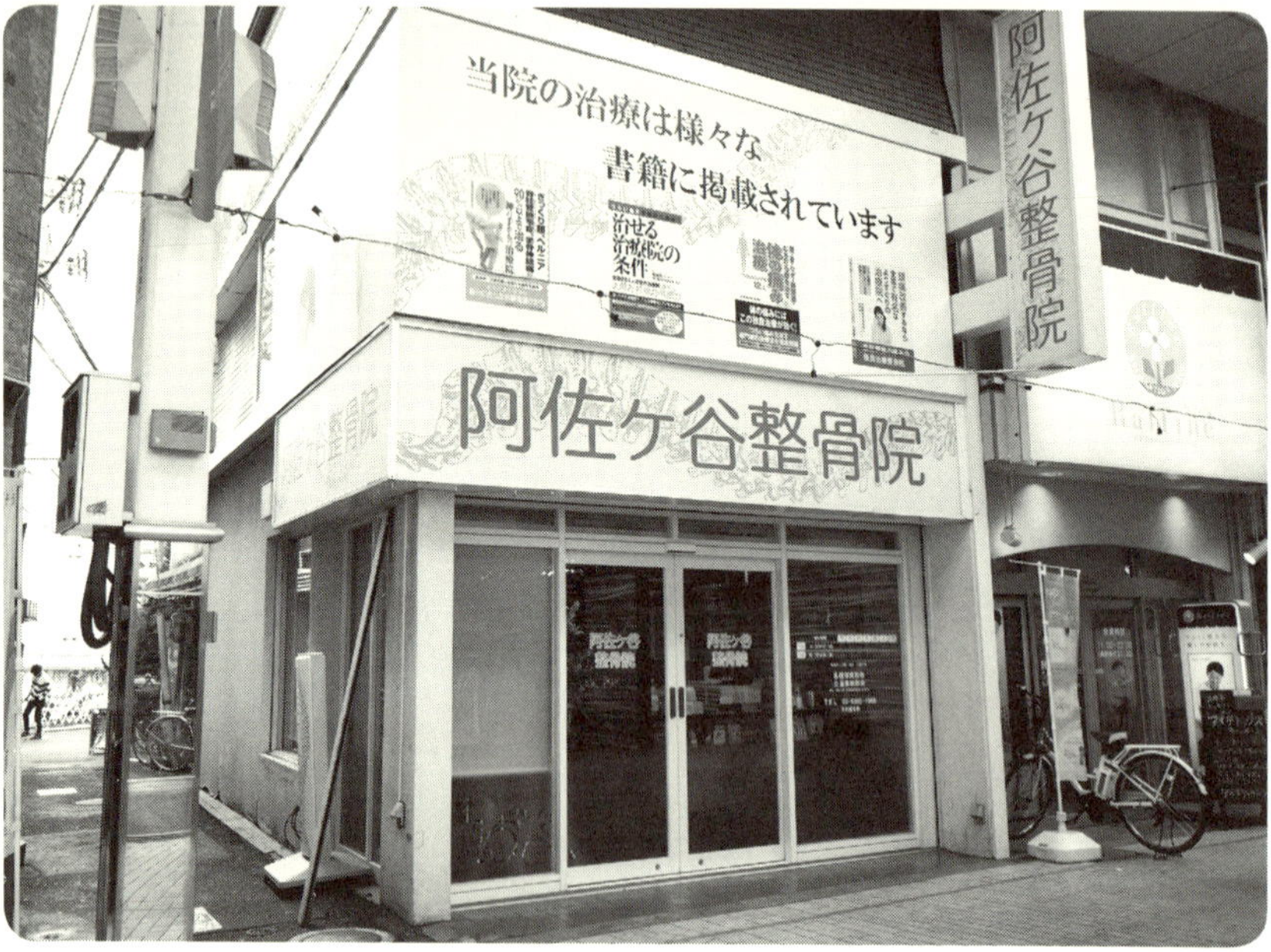

痛みを解消できるという希望が治療への主体的な取り組みを生む

診療時間

月〜金　9:00〜12:00　15:00 〜19:30
土　9:00〜13:00
休診日　日曜日、祝日

阿佐ヶ谷整骨院

〒166-0004 東京都杉並区阿佐ヶ谷南1-36-14
Tel. 03-6383-1966
https://asagaya-seikotsuin.com/

院へのアクセス

電車ご利用の場合

JR「阿佐ヶ谷」駅南口より
徒歩1分

変形性膝関節症による膝痛の原因は、関節の軟骨が年齢によってすり減ったからと説明されることが多い。しかしレントゲンで変形が認められているのに痛みがない人もいれば、阿佐ヶ谷整骨院のように多少の変形があっても痛みを取ることに成功している整骨院があるのも事実だ。

阿佐ヶ谷整骨院で行っている「B&M背骨ゆがみ矯正法」は、6回の痛みを確実に改善する。背骨の歪みを正し、筋肉の深部のバランスも取り戻すので、膝だけの治療で痛みを取ろうとする方法では得にくい根元の治療ができると、地元でも評判の整骨院だ。

こうした事例を考えると、変形性膝関節症の痛みは、患者の筋肉や体型など、身体のバランスの悪化によって起きているとも考えられる。変形性膝関節症の痛みの原因を膝だけに求めるのは間違っているのかもしれない。膝痛を治療しようとさまざまな病院や整骨院を回った末に、この阿佐ヶ谷整骨院でドクターショッピングが終わる人が多いのも、特徴の一つである。膝痛で悩んでいる人は、ぜひ訪ねてみてほしい整骨院だ。多くの人がその治療効果に驚くことになる。

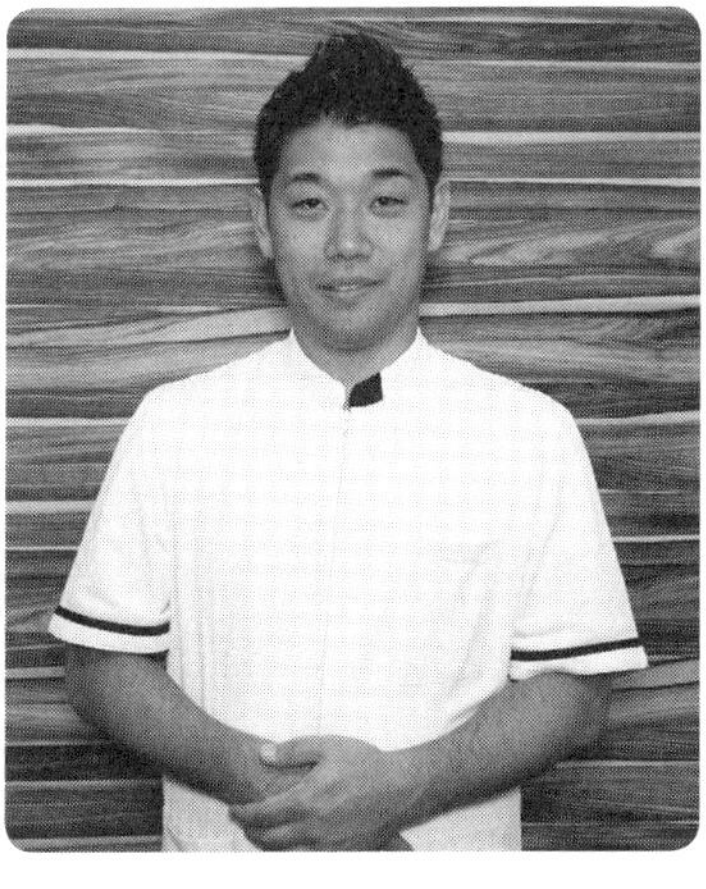

馬越啓一 先生

プロフィール

●まごし けいいち

1981年京都生まれ。整骨院の専門学校を卒業後、数々の治療を学び、京都市にかつら整骨院を開業。以降11年間に京都・大阪・兵庫など全国に37院を開院。サンキューグループの代表として活躍している。各37の整骨院とともに地域の一番人気院として業績を上げている。B&M背骨ゆがみ矯正法を開発し「1回で効果が実感できる」と好評。現在では全国各地からその技術・経営法などを学びに来る先生方も多い。

あびこ整骨院

膝痛で悩む人たちが最後にたどり着く整骨院として知られている。施術の結果だけではなく、患者に真摯に寄り添おうとするスタッフの態度も、患者が症状に向き合うきっかけとなることを、馬越先生は教えてくれた。

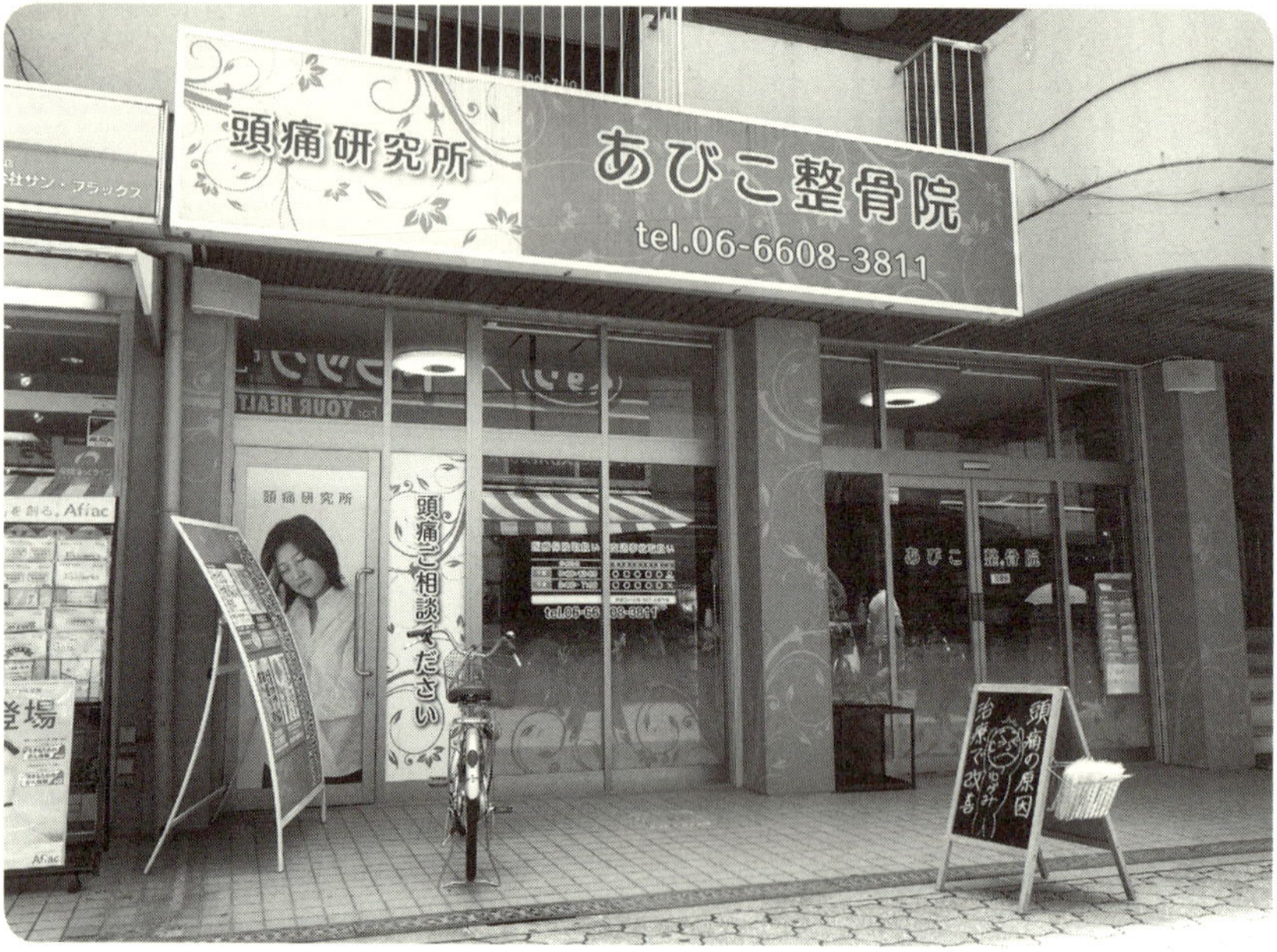

膝の痛みで困っている人の治療院として知られるあびこ整骨院

診療時間

月～金　9:00～12:00　15:00～19:30
土　9:00～13:00
休診日　日曜日、祝日

あびこ整骨院

〒558-0011 大阪府大阪市住吉区苅田7-7-12
Tel. 06-6608-3811
https://abiko-seikotsu.com/

院へのアクセス

電車ご利用の場合

JR「我孫子」駅から950m
地下鉄「あびこ」駅より
徒歩1分

40代以上で膝の痛みに苦しんでいる人は、推計で８００万人といわれおり、その大部分が変形性膝関節症である。歩いている時には痛みがないものの、階段の上り下りで痛みを感じることが多いという。ただ痛みの感じ方は人によって異なり、大学病院などでも日常生活にどのぐらいの影響が出ているのかを把握するために、専用の質問票を使っていたりする。

　病院でも変形性膝関節症の場合は、生活改善と運動療法が同時並行で行われることが多い。しかし痛みが取れないことから、筋力アップに有効なＥＭＳ機器を持たない患者は運動がうまくできないケースも少なくない。その結果、自分に合う治療を求めて、整骨院廻りをしてしまう人が出てくるのである。膝の痛みに効くという噂を聞き、藁をもすがる想いであびこ整骨院にたどり着く患者にとって、短期間で痛みが取れる「B&M背骨ゆがみ矯正法」は、かなり衝撃的だ。

　さらにスタッフからは痛い膝を引きずって整骨院に来てもらったことを感謝され、治療に向けて動いていることを励まされる。そうした経験を通して、やっと変形性膝関節症に真正面から向き合う気持ちを持てるようになる患者も少なくないという。

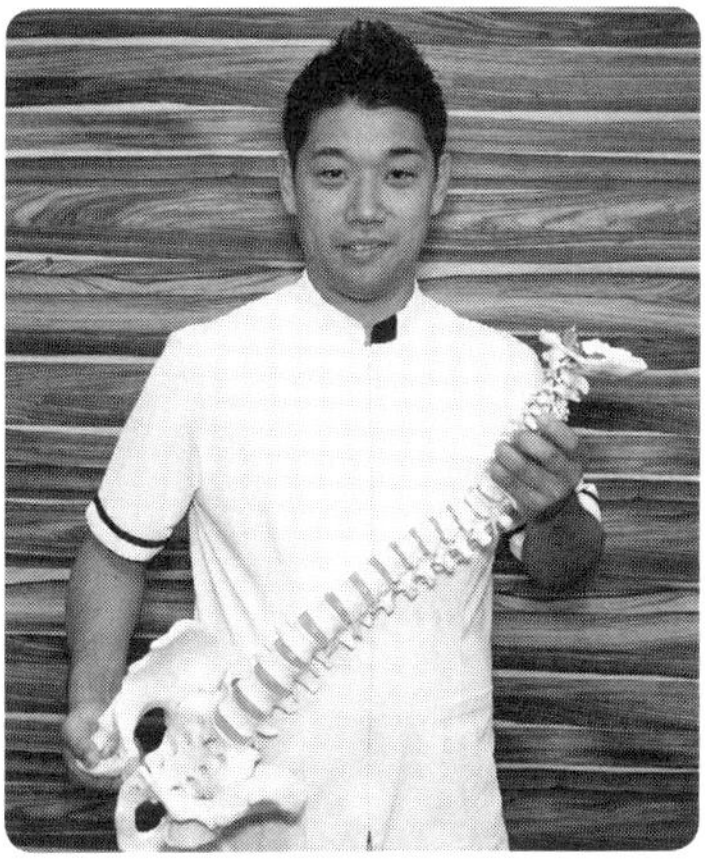

馬越啓一 先生

プロフィール

●まごし けいいち

1981年京都生まれ。整骨院の専門学校を卒業後、数々の治療を学び、京都市にかつら整骨院を開業。以降11年間に京都・大阪・兵庫など全国に37院を開院。サンキューグループの代表として活躍している。各37の整骨院とともに地域の一番人気院として業績を上げている。B&M背骨ゆがみ矯正法を開発し「1回で効果が実感できる」と好評。現在では全国各地からその技術・経営法などを学びに来る先生方も多い。

尼崎整骨院

患者との強い信頼関係を結び、一流の治療者になるのはどうすべきなのかを、尼崎整骨院のスタッフはよく理解している。技術に加えて志の高さが、患者への接客などでもプラスに働いている。

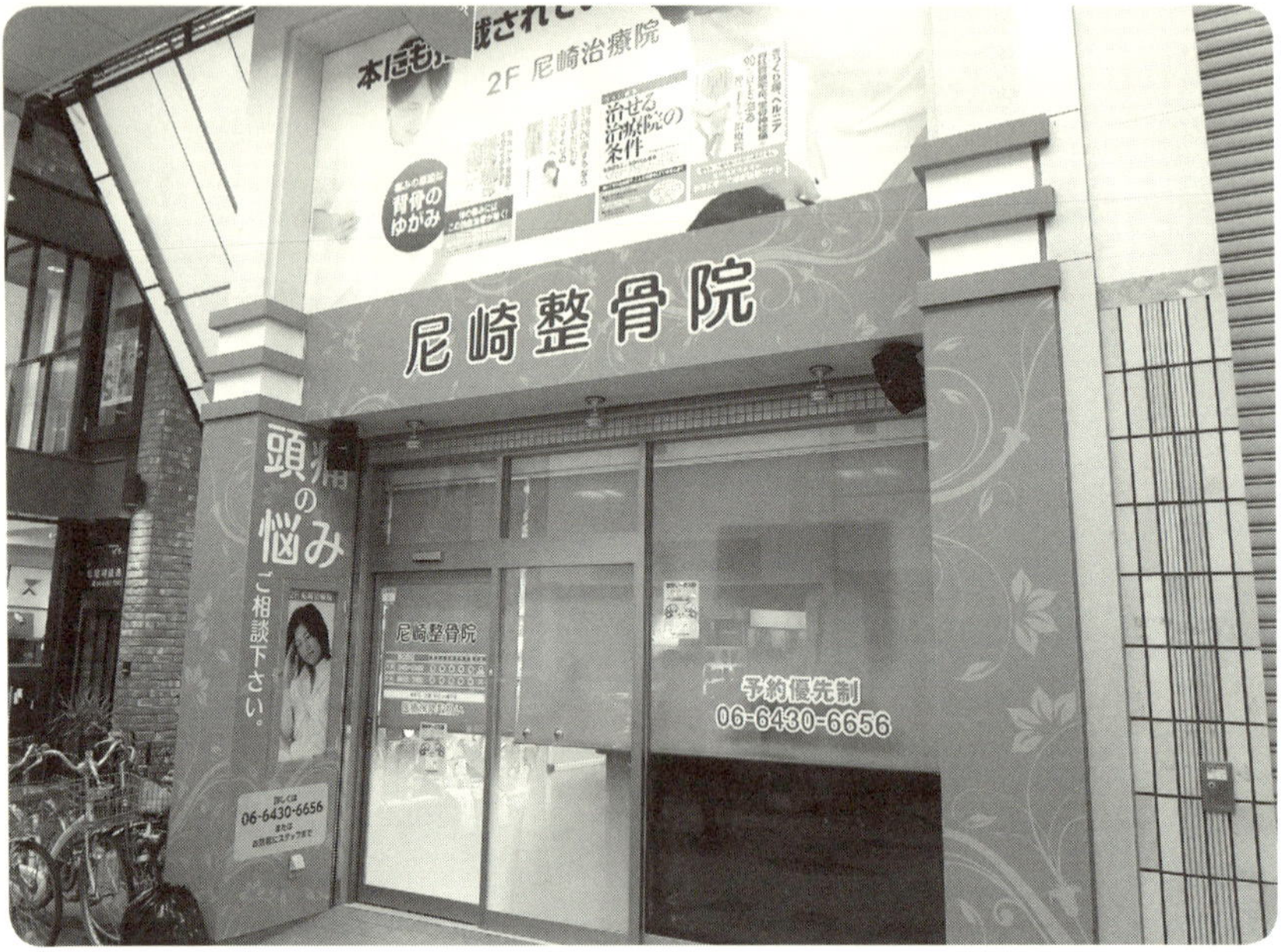

京都・大阪に続き兵庫県進出の1号店
スタッフの笑顔も評判！

診療時間

月～金　9:00～12:00　15:00～19:30
土　9:00～13:00
休診日　日曜日、祝日

尼崎整骨院

〒660-0884 兵庫県尼崎市神田中通り4-88-7
Tel. 072-634-5533
https://amagasaki-seikotsuin.com/

院へのアクセス

電車ご利用の場合

阪神「尼崎」駅より
徒歩７分

馬越先生が腰を悪くしたとき、治療者に怒られることも少なくなかったという。「馬越さん、〇〇しないとダメですよ」「姿勢にもっと気を付けてください」などなど。これはおかしいと感じたという。患者のことを本気で考えるなら、つらい身体を引きずって来院した人を注意するのではなく、きちんとねぎらいほめるきではないのか。そうした思いは尼崎整骨院の血肉となっている。

この整骨院の企業理念に謳われるのが「患者のため」だ。患者なくして整骨院の存在価値がない。いくら高邁な理論と技術を持っていても、それを患者の悩み解決に使えなければ整骨院としての使命を果していないことになる。何より患者の気持ちを汲み取れない上から目線の対応では、患者と真の信頼関係も築けない。

変形性膝関節症は運動による筋力アップを患者自身が取り組めるのかが、治療のポイントの一つとなる。だからこそスタッフの態度が重要になってくる。尼崎整骨院には患者に寄り添い生活改善や運動を心理的にサポートができるスタッフが常駐している。それは教育の賜だろう。治療院としての総合力が試される変形性膝関節症の治療にピッタリの整骨院である。

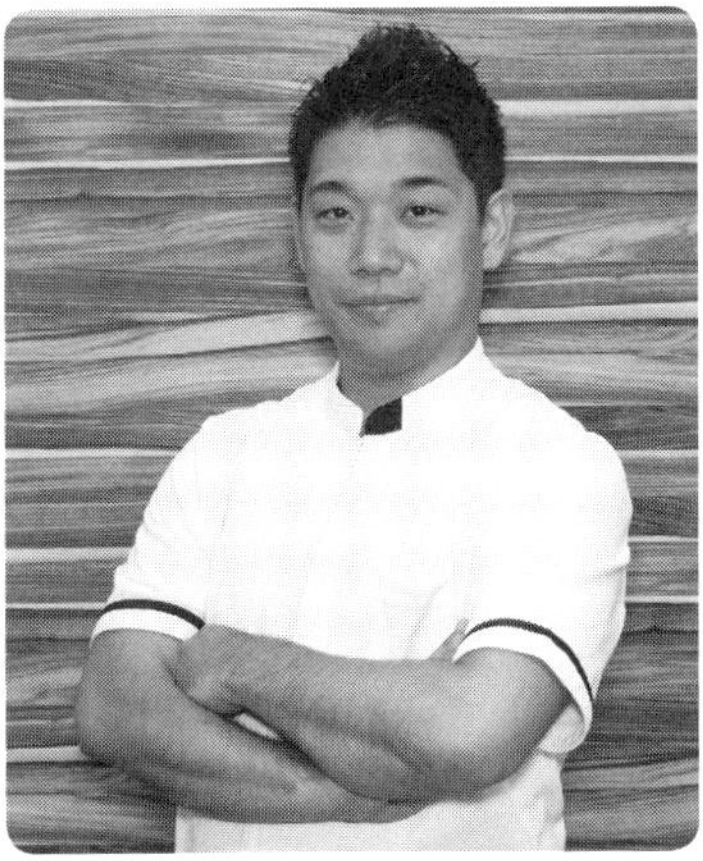

馬越啓一 先生

プロフィール

●まごし けいいち

1981年京都生まれ。整骨院の専門学校を卒業後、数々の治療を学び、京都市にかつら整骨院を開業。以降11年間に京都・大阪・兵庫など全国に37院を開院。サンキューグループの代表として活躍している。各37の整骨院とともに地域の一番人気院として業績を上げている。B&M背骨ゆがみ矯正法を開発し「1回で効果が実感できる」と好評。現在では全国各地からその技術・経営法などを学びに来る先生方も多い。

淡路駅前整骨院

人工膝関節を入れないで、どうにか膝痛を解消したい。そうした患者の切なる思いに応える施術が淡路駅前整骨院にはある。痛みを軽減させて楽に動けるようになって、生活の質が向上するという好循環が、この治療院にある。

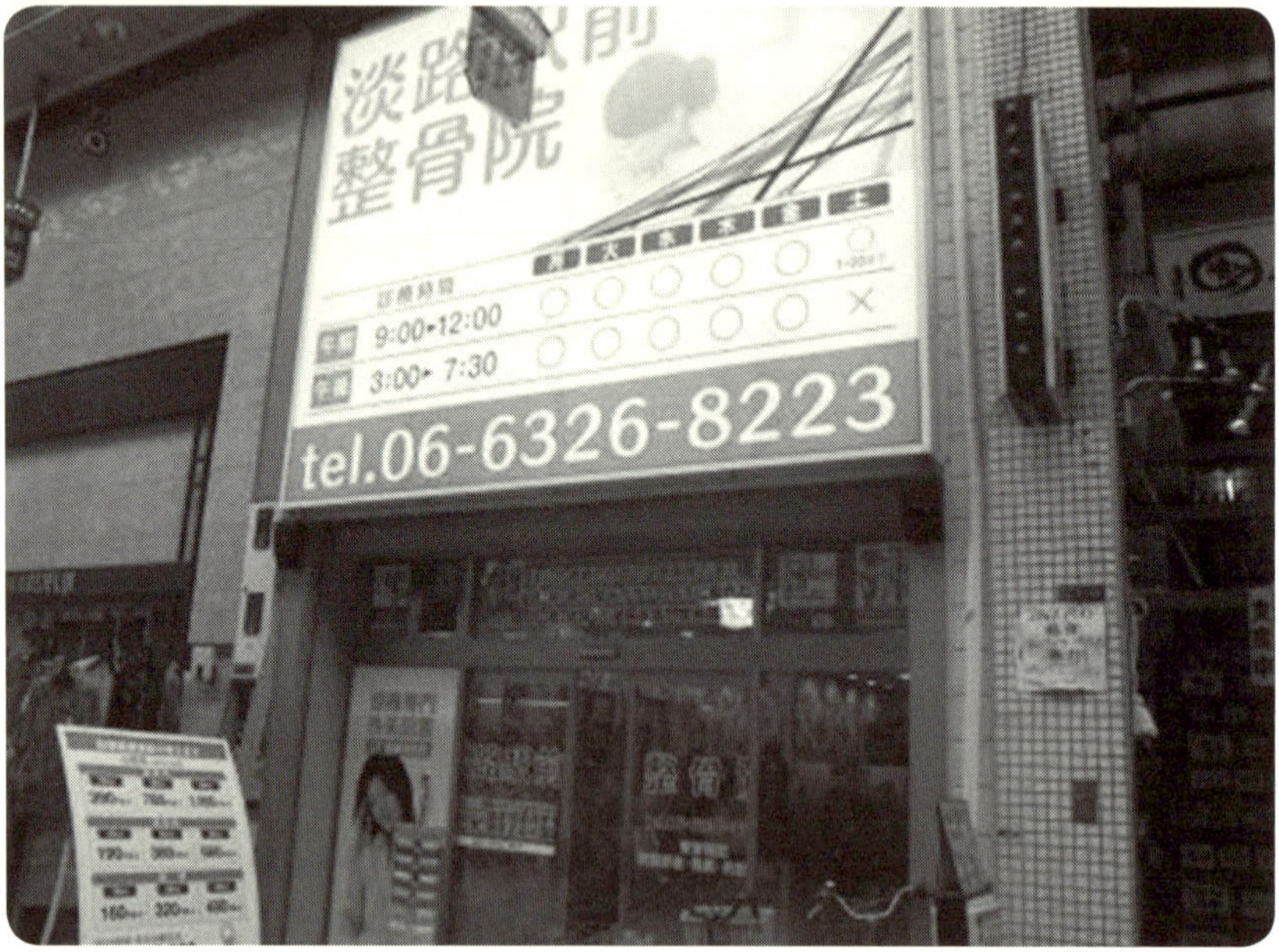

エネルギッシュな整骨院を覗いてみて 気持ちが盛り上がるのを感じるはず！

診療時間

月〜金　9:00〜12:00　15:00〜19:30
土　9:00〜13:00
休診日　日曜日、祝日

淡路駅前整骨院

〒567-0829 大阪府大阪市東淀川区淡路4-7-13
Tel. 06-6326-8223
https://awaji-seikotsu.com/

院へのアクセス

電車ご利用の場合

阪急「淡路」駅より
徒歩3分

変形性膝関節症の最終的な治療法は、人工膝関節の外科手術である。しかし手術への不安から治療院を回っている患者が多い。その不安の理由の一つとして語られるのが、人工関節の耐久年数である。基本的に15～20年で取り換えるという。つまり60歳で人工膝関節を入れたら、平均寿命まで生きたら再手術が必要となってしまう。とはいえ膝痛が発生すると、日常生活に少しずつ影響が出始め、外出する機会が減り、どうしても動かなくなってしまう。

その結果、筋力が減って体重も増加し膝への負担がより増えて人工関節以外に治療法がなくなってしまう。こうした悪循環を断ち切るには、とにかく早く動ける状態になることだ。

6回で痛みを確実に改善する「B&M背骨ゆがみ矯正法」は、その即効性が変形性膝関節症の治療に向いているだろう。早めに痛みが軽減されれば、筋肉が落ちきる前に運動をしようという気力も湧いてくる。また変形性膝関節症の患者と接することも多いスタッフが、生活改善に向けた動きに寄り添ってもくれる。膝の痛みを感じたら、悪化する前に「B&M背骨ゆがみ矯正法」を受けてみてほしい。

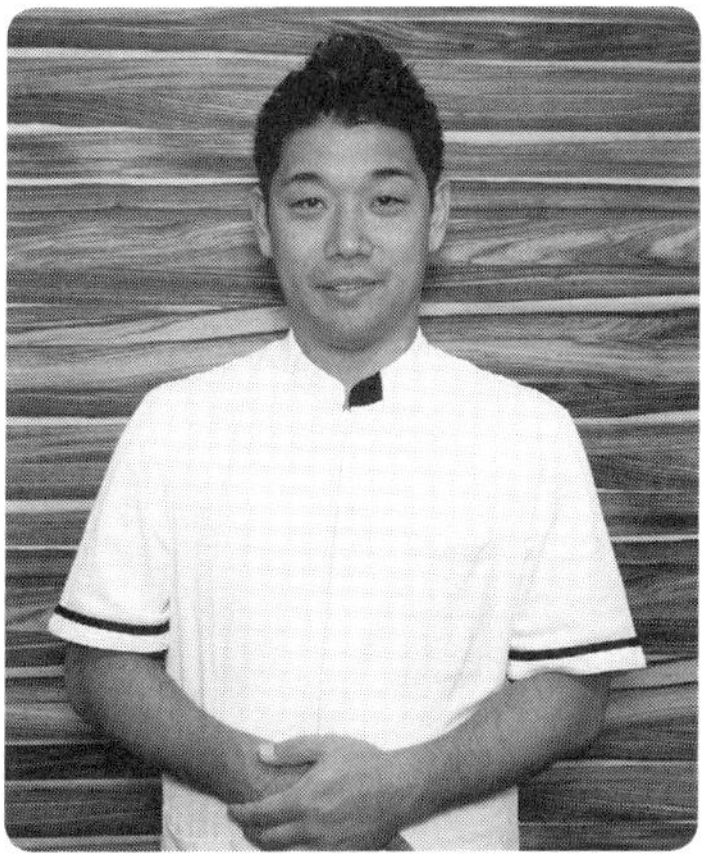

馬越 啓一 先生

プロフィール

●まごし けいいち

1981年京都生まれ。整骨院の専門学校を卒業後、数々の治療を学び、京都市にかつら整骨院を開業。以降11年間に京都・大阪・兵庫など全国に37院を開院。サンキューグループの代表として活躍している。各37の整骨院とともに地域の一番人気院として業績を上げている。B&M背骨ゆがみ矯正法を開発し「1回で効果が実感できる」と好評。現在では全国各地からその技術・経営法などを学びに来る先生方も多い。

アンダンテ整骨院

一人ひとりの患者に質の高い治療技術とサービスを提供し続けている。目の前にいる患者にどれだけ寄りそえるのかを考える「患者（ゲスト）ファースト」の治療院として地元でも高い評判を得、県外、市外からも多くの患者が通院する。

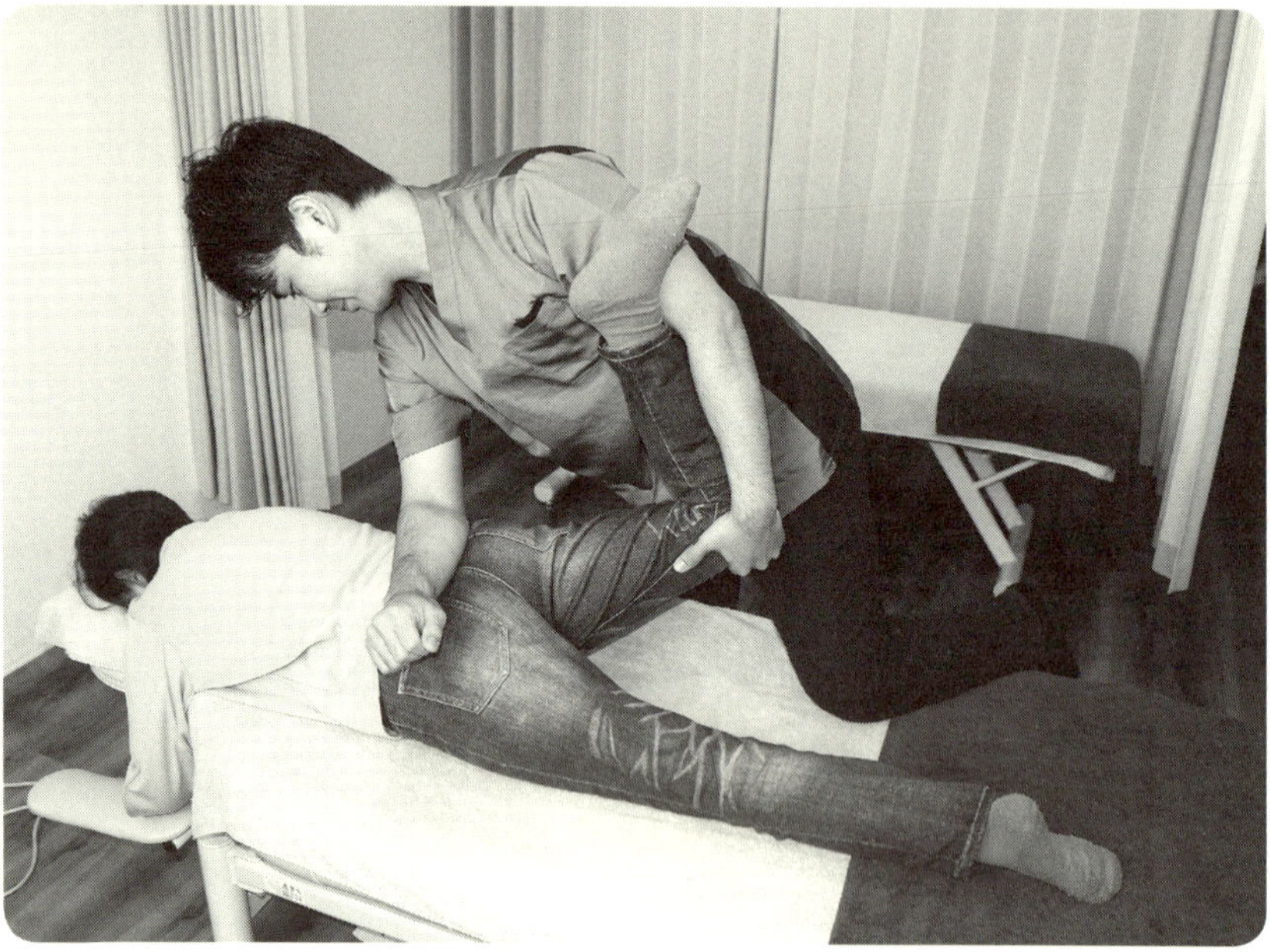

患者を第一に考え
きめ細かな治療とサービスを提供する

診療時間

月～金　9:30～13:00　15:00～20:30
土日祝　9:30～17:00

アンダンテ整骨院

〒818-0118 福岡県太宰府市石坂2丁目1-2
Tel. 092-924-2594

院へのアクセス

電車ご利用の場合
西鉄太宰府線「五条」駅より徒歩７分

お車ご利用の場合
「太宰府I.C」、福岡都市高速
「水城出口」より10分

〈駐車場のご案内〉
契約駐車場７台有

福島代表に抱負をたずねると、「一人でも多くの患者の人生をより良いものにしたいので、もっと多くの技術を学んでいきたい」と、まっすぐ目を見て答えてくれた。アンダンテ整骨院の特徴は、何より患者のことを考えていることだ。例えば土日祝日、ＧＷ、お盆、年末も基本的に治療院を開けている。それは、患者が来やすいときに開いていないと存在理由がないと考えているからだという。

痛みがなくなることがすべてではなく、患者の目標（ゴール）によって治療計画の提案内容を変えていくため、問診にはしっかり時間をかけ、日常生活への影響も確認する。問診が快適に進むように院内は心落ち着くＢＧＭやアロマを欠かさないようにしているという。

現在、変形性膝関節症の患者は、50~60代の女性が多い。膝の痛みだけではなく、腰痛やふくらはぎの痛みを訴える患者も少なくない。身体に優しい全身調整「ハイブリット整体」により、筋肉の調整により骨格のバランスを整えている。表層ではなく深部に原因がある場合は、電気治療や鍼灸治療も行っている。「質の良い治療を提供し、地元に恩返ししたい」という院長の思いが、治療院全体に行き届いていると感じた。

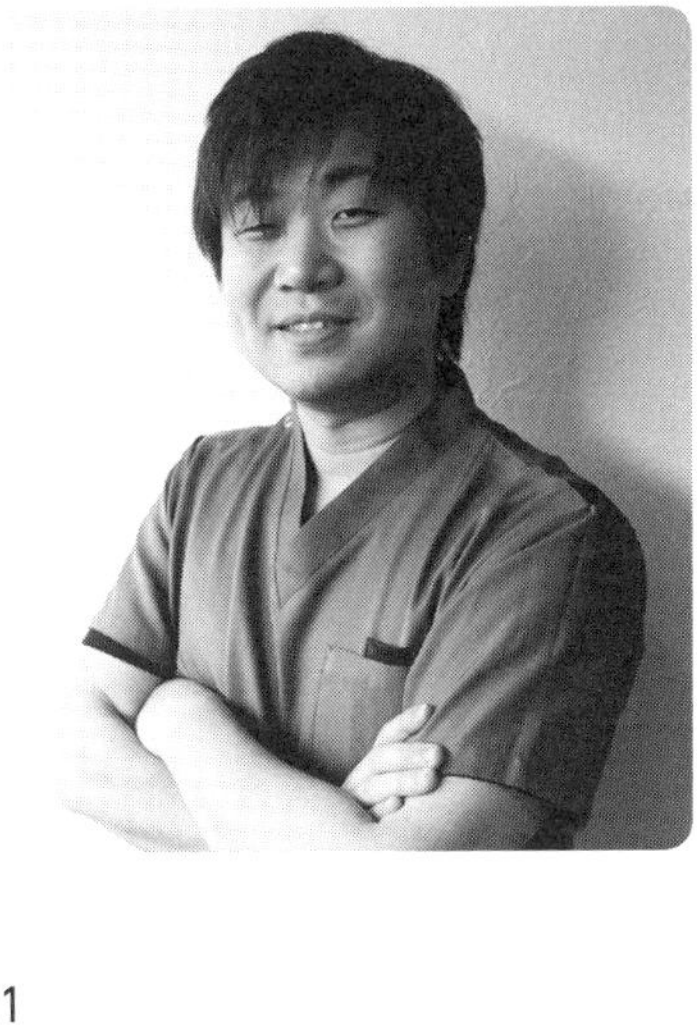

福島雄太 先生

プロフィール

● ふくしま ゆうた

1983年福岡県出身。福岡柔道整復専門学校（現 福岡医療専門学校）卒業。開業年 2010年10月に開業。一人一人の患者に時間をかけて質の高い治療技術とサービスを提供するため、問診の充実や治療院の雰囲気などにもきめ細かく注意を払っている。「日進月歩」をモットーとしており、より良い治療法に関する情報収集にも力を注いでいる。

市川げんき整骨院

地域で一番明るい挨拶ができて、活気ある治療院をつくろうと、スタッフ教育などにも力を入れている。整形外科医師監修の矯正治療は、頭痛や不眠などの効果を発揮すると評判で、心も体も元気にする治療である。

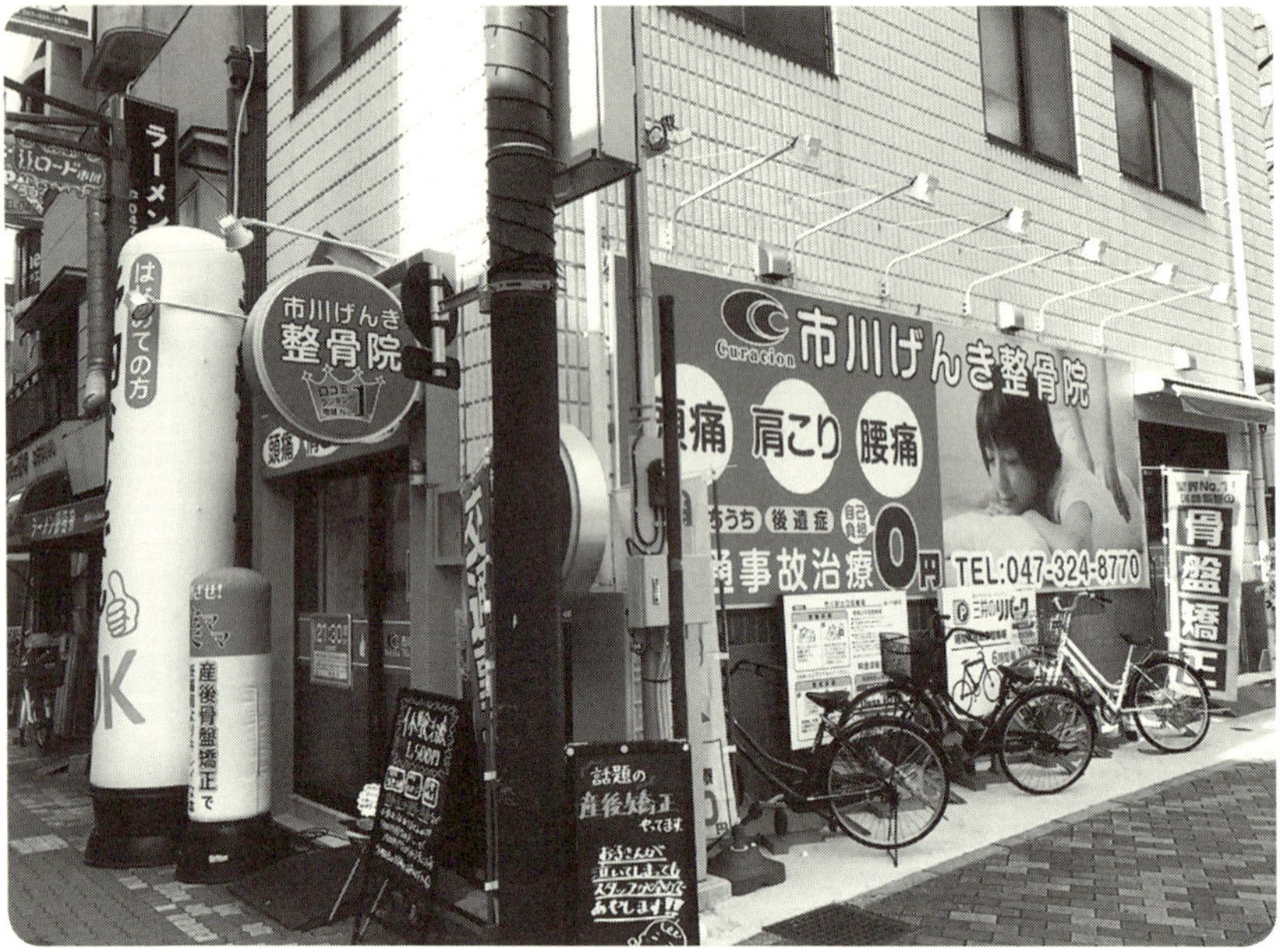

会いたくなるような接遇で
身体も心も元気になる治療院に

診療時間

月～金	10:00～13:00	15:30～21:30
土・祝	8:30～12:30	15:00～17:30
日	9:00～14:00	休診日　なし

市川げんき整骨院

〒272-0034 千葉県市川市市川1-3-7
Tel. 047-324-8770
http://genki.chiryouin.biz/

院へのアクセス

電車ご利用の場合

JR総武線「市川」駅
シャポー口より
徒歩3分

体の状態が悪くなって治療院に行く人は多いことだろう。もっと早くにかかっておけば、短い治療で済んだかもしれない。しかし何となく気乗りしないまま後回しになってしまうことも……。そんなとき行くだけでも気分的にも元気になれる。会いたいと思える治療院があればどうだろう? 三根院長は「数多くの技術、接遇研修に参加しましたが、人に会いにくることを推奨している治療院は聞いたことがありません」と語る。「治療を受けたい」だけではなく、「スタッフに会いたいと感じさせる接遇で、患者が精神的にも元気になれるような環境を整えている。

人気の治療は、整形外科医師が監修した、骨格と筋肉の両方にアプローチできる矯正治療である。膝の痛みで来院した患者には、股関節と膝関節の動きをよくするために骨格にアプローチする。そのうえでストレッチやトレーニングを自宅できるか確認し、できない部分については治療院でスタッフが患者に寄り添って実施している。実際、安静時にも膝の痛みが気になっていた患者がストレッチ・トレーニングをスタッフ一緒に続けた結果、丸まった背中が伸び、杖なしで歩けるようになっている。

来院すると気持ちも身体も元気になると評判の治療院として知られている。

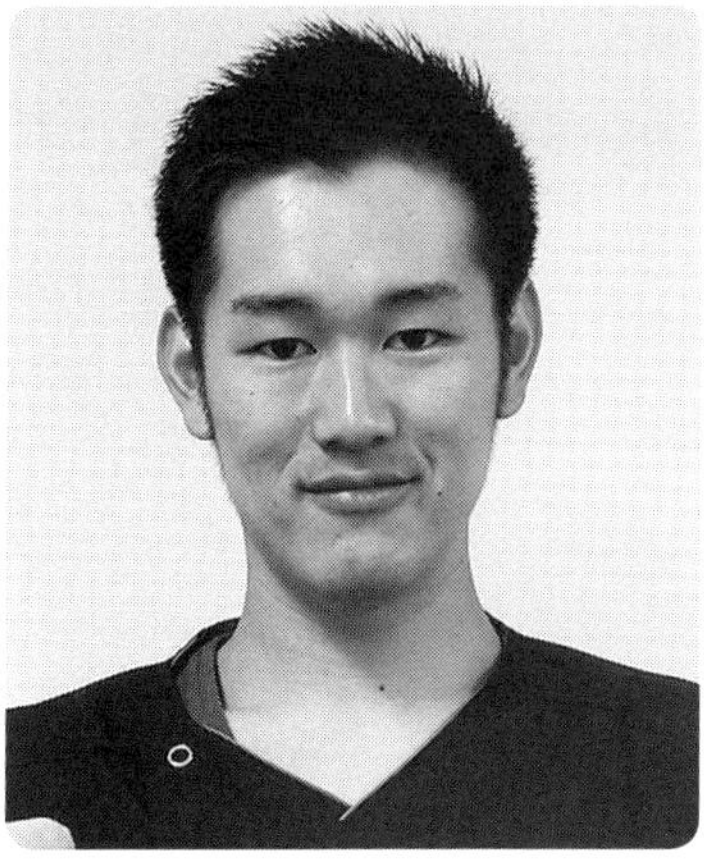

三根大地 先生

プロフィール

● みね だいち

1994年千葉県出身。了徳寺学園医療専門学校を卒業後、市川げんき整骨院に勤務。地域に元気を与えられる治療院でありたいと挨拶運動も実施するなど、地域医療に心身両面での貢献を目指している。また地域で一番多くの患者に支持される治療院を目指し、接遇にも力を入れている。一度でも来院して頂いた方はお名前で呼びかけるなど、患者への細やかな心遣いも徹底している。

茨木ゆがみ整骨院

茨木市の人気店として、多くの患者でにぎわっている。老若男女問わない客層から、地域医療を担う重要な拠点であることがわかる。より元気に動くために予防的な観点から利用している患者が多いことも特徴の一つだろう。

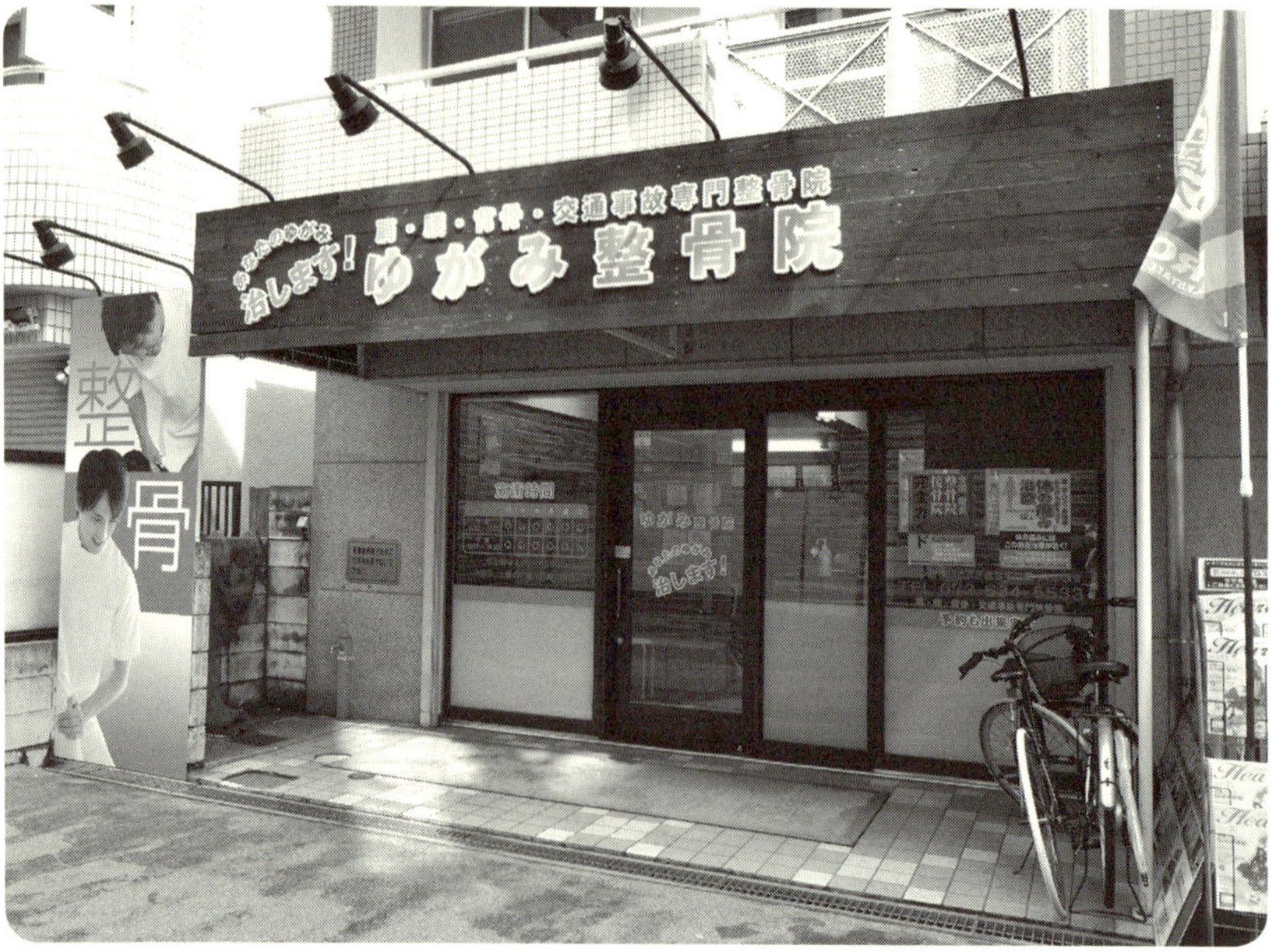

膝痛の根本原因である背骨や腰のバランスを調整する技術力

診療時間

月～金　9:00～12:00　15:00～19:30
土　9:00～13:00
休診日　日曜日、祝日

茨木ゆがみ整骨院

〒567-0829 大阪府茨木市双葉町4-21
Tel. 072-634-5533
https://www.yugami-seikotsu.com/

院へのアクセス

電車ご利用の場合
阪急「茨木市」駅より
徒歩3分

阪急・茨木駅から徒歩3分の茨木ゆがみ整骨院も、グループ代表である馬越先生が開発した「Ｂ＆Ｍ背骨ゆがみ矯正法」を用いている。この施術の特徴は、身体の中心にある背骨を矯正し、身体全体の歪みをただしていくこと。痛みの根本原因となる骨格や筋肉のバランスを整えるため、歪みによって生じていた患部の血流不足が改善されると同時に、圧迫されていた神経経路なども広がっていく。「Ｂ＆Ｍ背骨ゆがみ矯正法」は、変形性膝関節症にはマッチした施術でもある。そもそも膝は腰の影響を受けやすいので、背骨のバランスを整えて腰の状態がよくなれば、膝の負担が軽減し、結果として膝の状態の改善していく。

また、生活習慣などで長期にわたってバランスを崩している筋肉についても、問題となる深部を的確に探り当ててバランスを整えていく。一般的に整骨院では表面の筋肉だけを治療し、深部の筋肉に触れることなく放置してしまうケースが目立つ。そのため根本的な治療にならず、一瞬良くなったように見えても、簡単に再発してしまうといったことが起きる。しかし筋肉を横から触り、しっかり深部を調整する技術が体系化されている「Ｂ＆Ｍトリガーポイント」は、治療時間の短縮と即効性を可能にした。

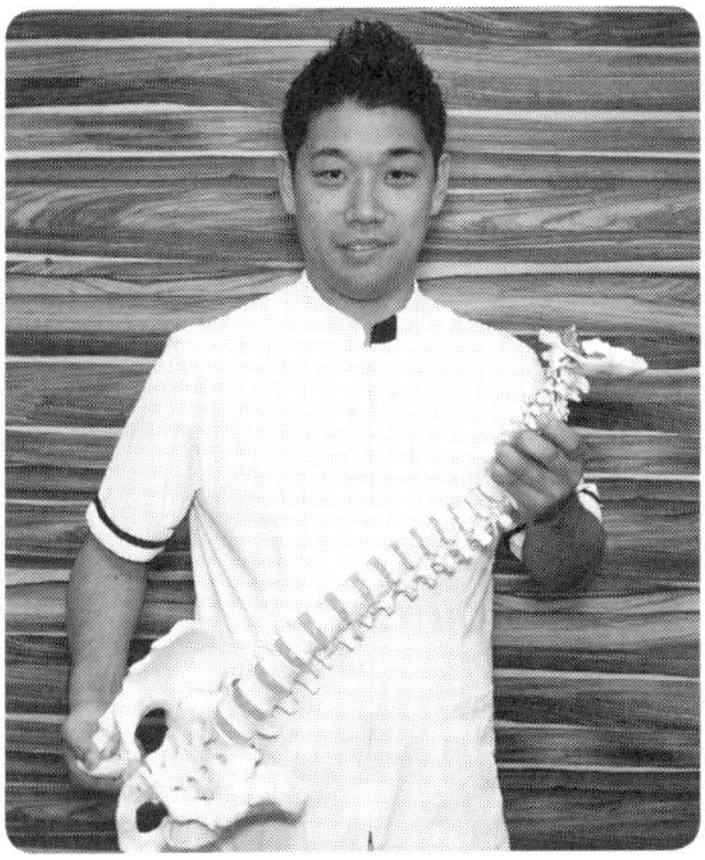

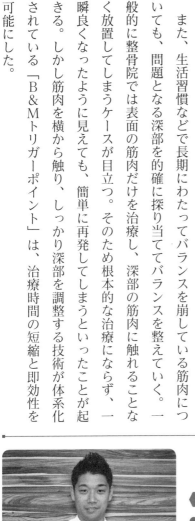

馬越啓一 先生

プロフィール

●まごし けいいち

1981年京都生まれ。整骨院の専門学校を卒業後、数々の治療を学び、京都市にかつら整骨院を開業。以降11年間に京都・大阪・兵庫など全国に37院を開院。サンキューグループの代表として活躍している。各37の整骨院とともに地域の一番人気院として業績を上げている。B&M背骨ゆがみ矯正法を開発し「1回で効果が実感できる」と好評。現在では全国各地からその技術・経営法などを学びに来る先生方も多い。

浦安整骨院

膝にメスを入れたくない。そうした思いを抱いている変形性膝関節症の患者にとって必要なのは、短期間で効果を実感する治療だ。痛みの軽減を実感することで、その後の治療計画も大きく変わってくるからである。

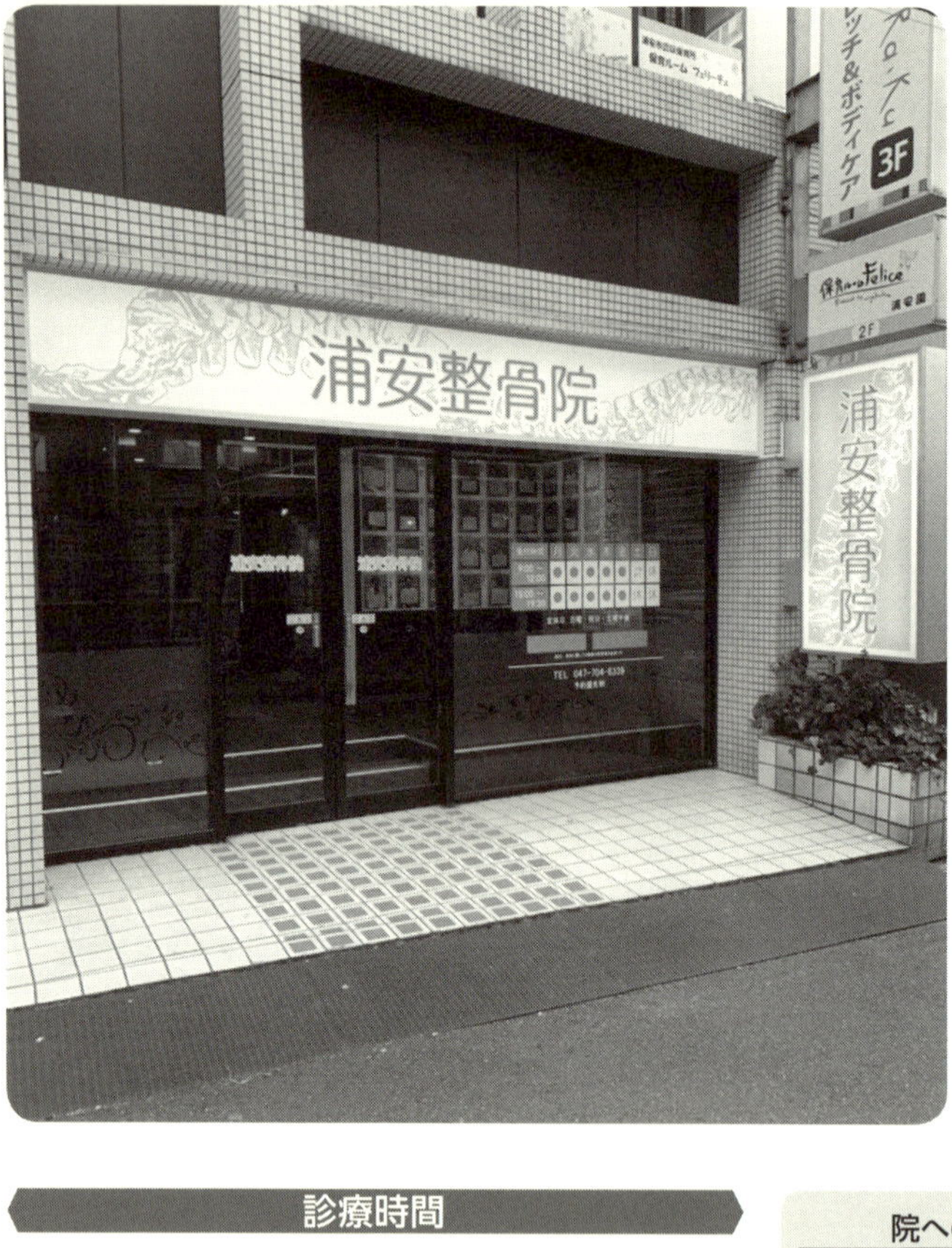

手術の選択を迫られた患者に
新たな選択肢を与える施術

診療時間

月～金　9:00～12:00　15:00～19:30
　土　　9:00～13:00
休診日　日曜日、祝日

浦安整骨院

〒279-0002 千葉県浦安市北栄1-15-9
Tel. 047-704-8339
https://urayasu-seikotsu.com/

院へのアクセス

電車ご利用の場合
東京メトロ東西線
「浦安」駅より
徒歩１分

変形性膝関節症の患者にとって、メスを入れるのか入れないのかは非常に重い決断となる。痛みが散発的な初期症状を超えて、膝が完全に曲がらないなどの症状がでる中期ともなると、日常生活にままならなくなるケースもあり、手術をするのかどうかを患者も悩むことになる。

変形性膝関節症で行われる手術といえば、ケバ立った軟骨や傷んだ半月板を切除する関節鏡手術だろう。しかし痛みの軽減期間が短いこともあり、近年、執刀例が減ってきている。もちろん人口関節を入れる手術も選択肢となることも多い。

ただ多くの患者はできるだけメスを入れないことを望む。そこに登場するのが、整骨院である。とにかく手術を我慢できる程度に痛みを軽減してほしいと、浦安整骨院のスタッフがお願いされることも多い。

この症状は加齢によっても進行する。だからこそ不安が高まる。重要なことは、痛みを抑えられたという実感を治療から得ることだ。精神的に安定した状態で症状の進行と戦い続けるためにも、短期間で効果を実感する治療が必要となる。「B&M背骨ゆがみ矯正法」は、そうした患者の要望にしっかり応えることができている。

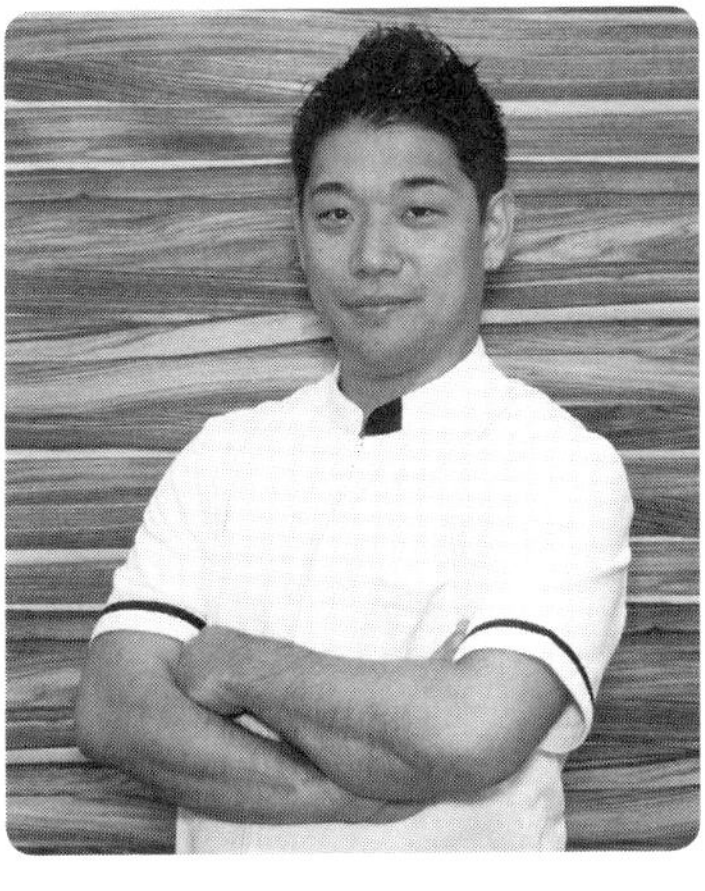

馬越啓一 先生

プロフィール

●まごし けいいち

1981年京都生まれ。整骨院の専門学校を卒業後、数々の治療を学び、京都市にかつら整骨院を開業。以降11年間に京都・大阪・兵庫など全国に37院を開院。サンキューグループの代表として活躍している。各37の整骨院とともに地域の一番人気院として業績を上げている。B&M背骨ゆがみ矯正法を開発し「1回で効果が実感できる」と好評。現在では全国各地からその技術・経営法などを学びに来る先生方も多い。

愛媛松山整骨院

膝の状態と痛みが一致しないことも少なくない変形性膝関節症に大切なのは、痛みを取る施術とゆううつな心を元気にするコミュニケーション。心が作り出す痛みへの対処も、整骨院の重要な役割となっている。

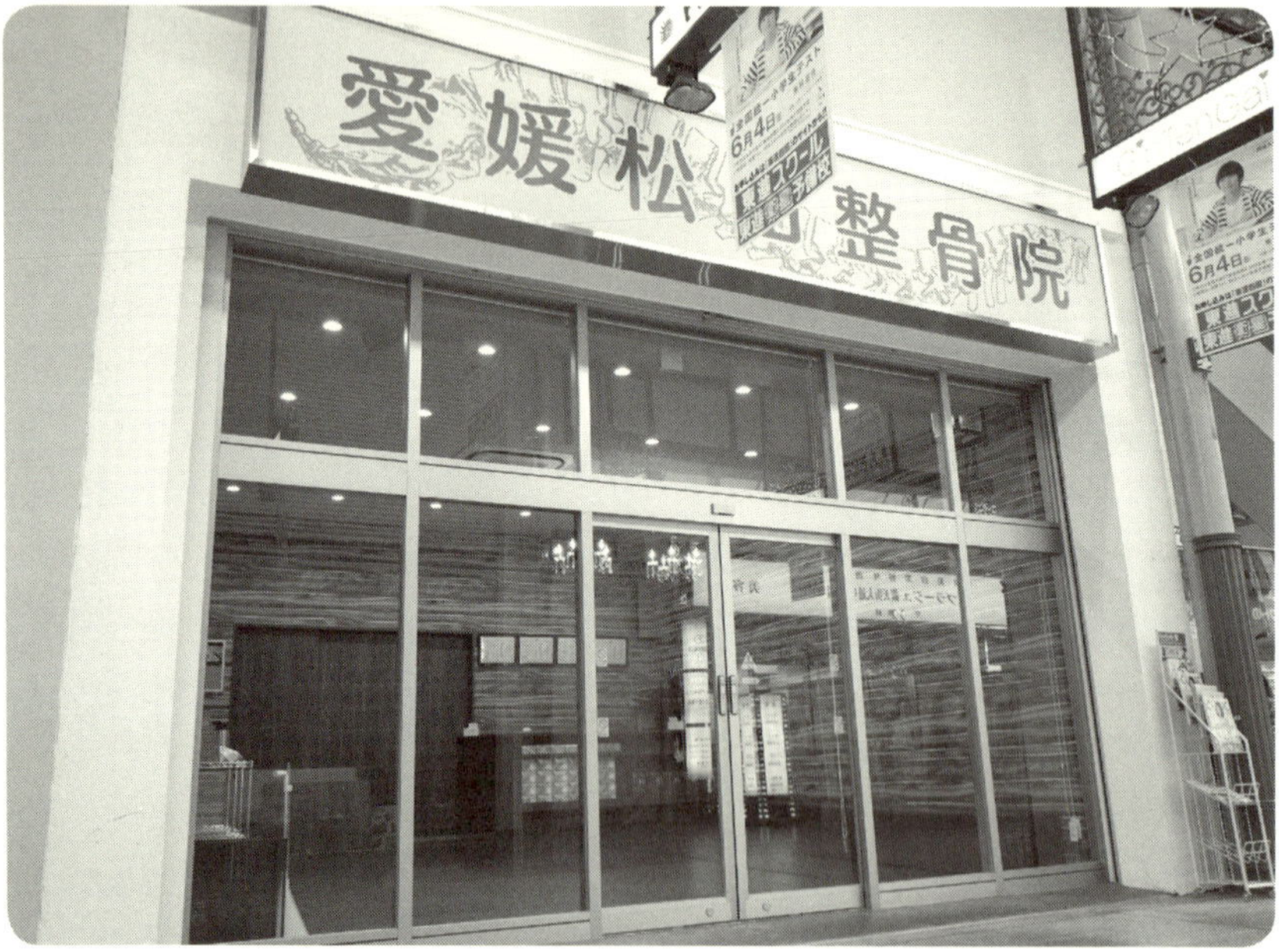

患者の心を反映する膝痛に
コミュニケーションからもアプローチ

診療時間

月～金　9:00～12:00　15:00～19:30
　土　　9:00～13:00
休診日　日曜日、祝日

愛媛松山整骨院

〒790-0012 愛媛県松山市湊町 4-8-10
Tel. 089-909-4370
"https://ehimematsuyama-seikotsu.com/

院へのアクセス

電車ご利用の場合

伊予鉄道「松山市」駅より
徒歩5分

道後温泉や松山城など四国屈指の観光地へのアクセスポイントとしても有名な松山市駅から徒歩5分に愛媛松山整骨院はある。地域でも評判の整骨院だけに、変形性膝関節症の患者も少なくない。

変形性膝関節症の痛みの原因は膝の軟骨のすり減りである。軟骨が減ったことで骨同士が接触しやすくなり、炎症や骨の位置のズレが生じてしまう。しかしそうした骨の状態と膝の痛みが完全に一致しないことも、この症状の難しさだ。X線画像ではさして悪化しているように見えないのに、痛みがひどいというケースもあるからだ。そのため心理的な要素も、膝痛に影響を及ぼしているだろうと考えられている。また、身体が痛みを感じやすくなってしまい、常に脳に痛みの信号が送られてしまう「感作」という状態になってしまうケースも知られている。

つまり膝痛に対処するためには、心と体の両方に対処する必要がある。痛みからついつい引きこもりがちになってしまう生活を脱却し、健康なときと同じように人と接することができれば意識も変わってくる。同院では「B&M背骨ゆがみ矯正法」で痛みを取り、スタッフが真摯にコミュニケーションを取るなど心身に効く「治療」を行っている。

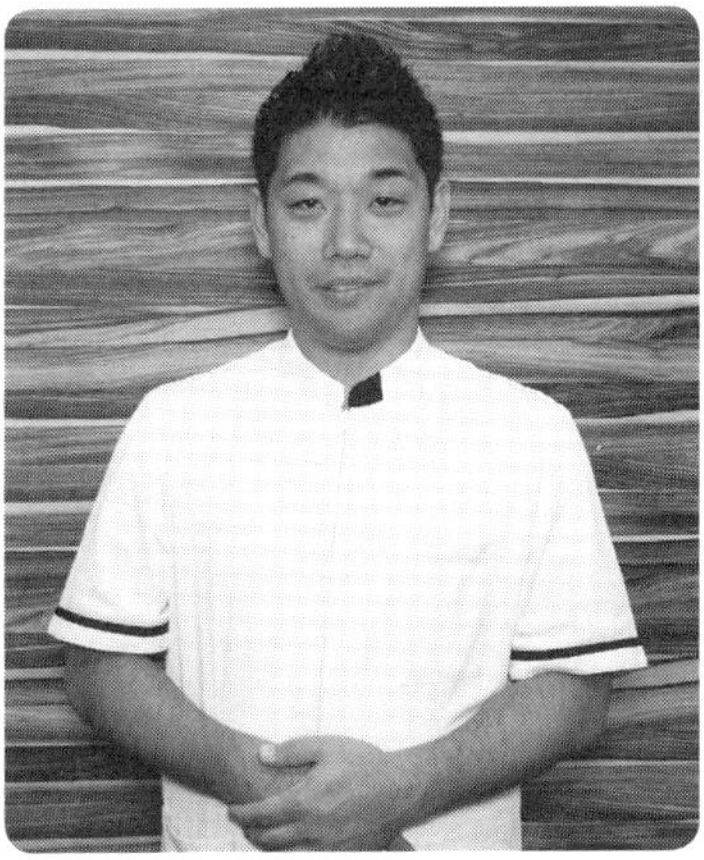

馬越啓一 先生

プロフィール

●まごし けいいち

1981年京都生まれ。整骨院の専門学校を卒業後、数々の治療を学び、京都市にかつら整骨院を開業。以降11年間に京都・大阪・兵庫など全国に37院を開院。サンキューグループの代表として活躍している。各37の整骨院とともに地域の一番人気院として業績を上げている。B&M背骨ゆがみ矯正法を開発し「1回で効果が実感できる」と好評。現在では全国各地からその技術・経営法などを学びに来る先生方も多い。

大手筋整骨院

痛みが精神的なものに大きく影響されることは、よく知られた事実である。馬越先生は、患者の目を見てコミュニケーションを取るようにスタッフに話している。筋肉や骨格だけではなく、心も整えられることも特徴の一つだ!

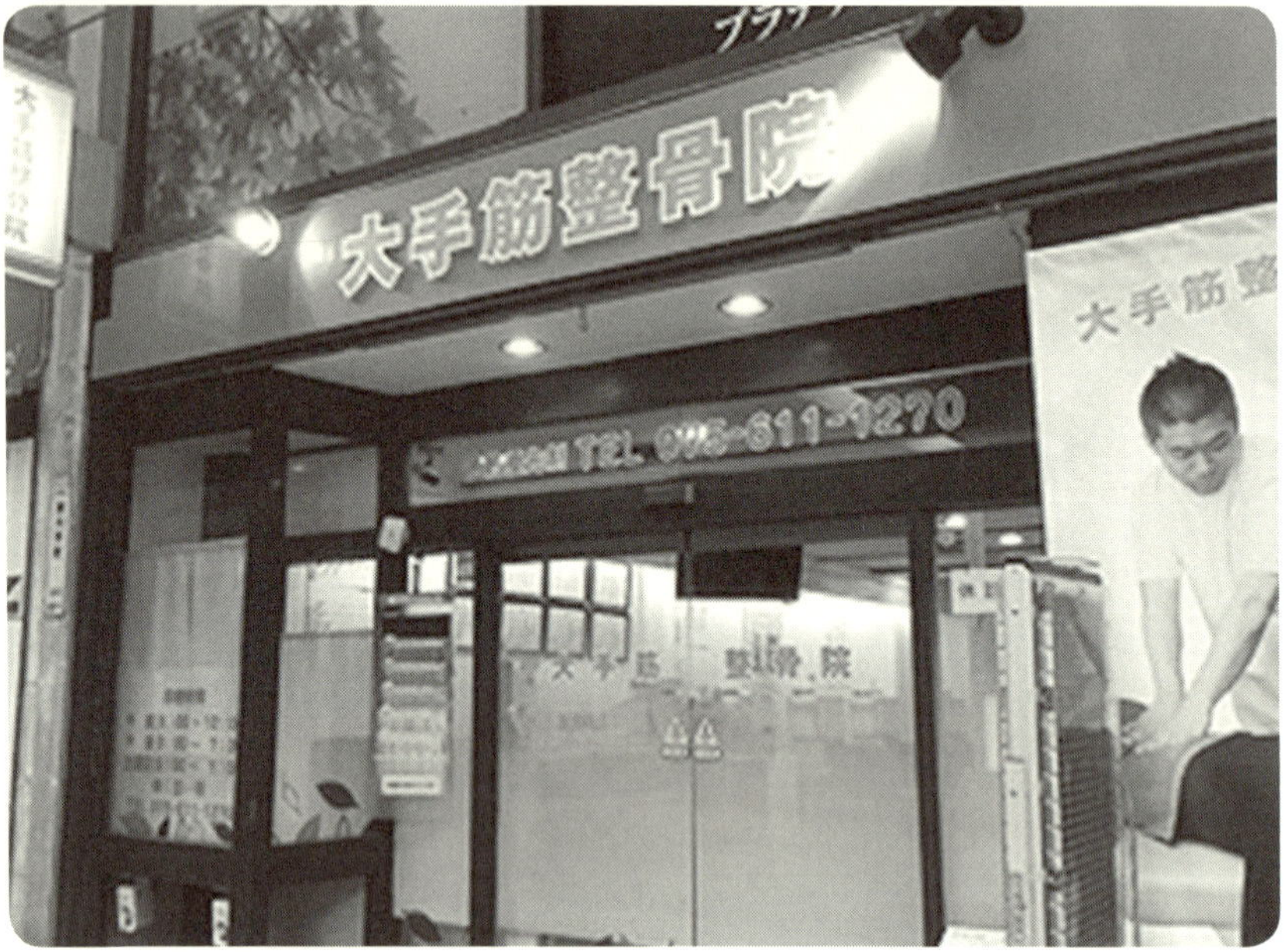

京都伏見で一番の人気整骨院
膝の痛みにも圧倒的な効果を誇る

診療時間

月〜金　9:00〜12:00　15:00 〜19:30
土　9:00〜13:00
休診日　日曜日、祝日

大手筋整骨院

〒612-8053 京都府京都市伏見区東大手町784-4
Tel. 075-611-1270
https://www.otesuji.com/

院へのアクセス

電車ご利用の場合

JR「桃山」駅より徒歩10分
近鉄「桃山御陵前」駅、
京阪「伏見桃山」駅より
徒歩3分

変形性膝関節症が整形外科などに通っても、なかなか痛みを軽減できない大きな理由の一つは膝関節の複雑な動きにある。一般的にはちょうつがいのように、膝関節はただ曲げたり伸ばしたりしていると思われている。しかし生理学的にみると、膝関節は骨の内側を軸にして外側が前後に動いている。つまり、ひねりながら伸びたり縮んだりしていることになる。当然、膝が屈伸するたびに重心のポイントはズレてしまう。そのズレた重心を調整しながら、体のバランスを取っているのが骨盤であり、背骨なのである。

　結局、膝が痛いということは、そうした全体のバランスが崩れて、負荷のかかりやすい膝が悲鳴をあげている状態といえる。そのため膝だけを治療しても、なかなか問題は解決しない。

　大手筋整骨院で行っている「B&M背骨ゆがみ矯正法」は、背骨の歪みを正し、さらに筋肉の深部のバランスを取り戻していく施術法である。だからこそ身体全体の調整が必要な変形性膝関節症に大きな効果を発揮するのである。膝痛に悩んでいる人には、ぜひとも試してもらいたい施術だ。

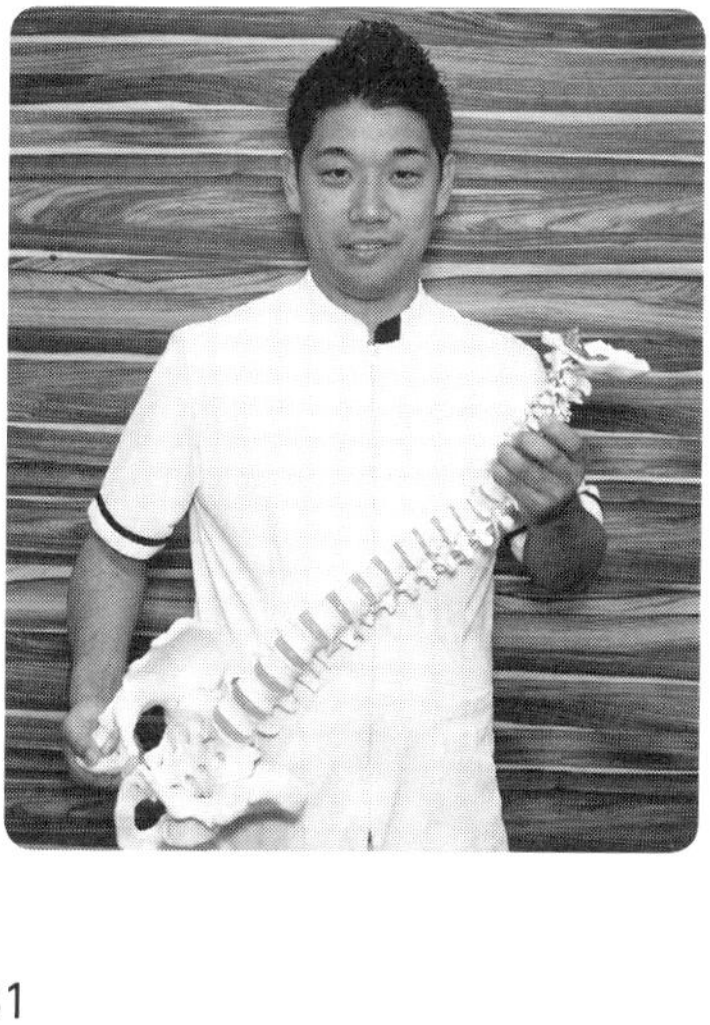

馬越啓一 先生

プロフィール

●まごし けいいち

1981年京都生まれ。整骨院の専門学校を卒業後、数々の治療を学び、京都市にかつら整骨院を開業。以降11年間に京都・大阪・兵庫など全国に37院を開院。サンキューグループの代表として活躍している。各37の整骨院とともに地域の一番人気院として業績を上げている。B&M背骨ゆがみ矯正法を開発し「1回で効果が実感できる」と好評。現在では全国各地からその技術・経営法などを学びに来る先生方も多い。

大原接骨院

治療は「OMJゆがみ矯正術」で効果を一回で実感でき、完治までの治療回数が他と比べて驚くほど短い。関節と筋肉の両方にアプローチすることによりどこに行っても治らなかった症状を完治するまで責任を持って施術する。

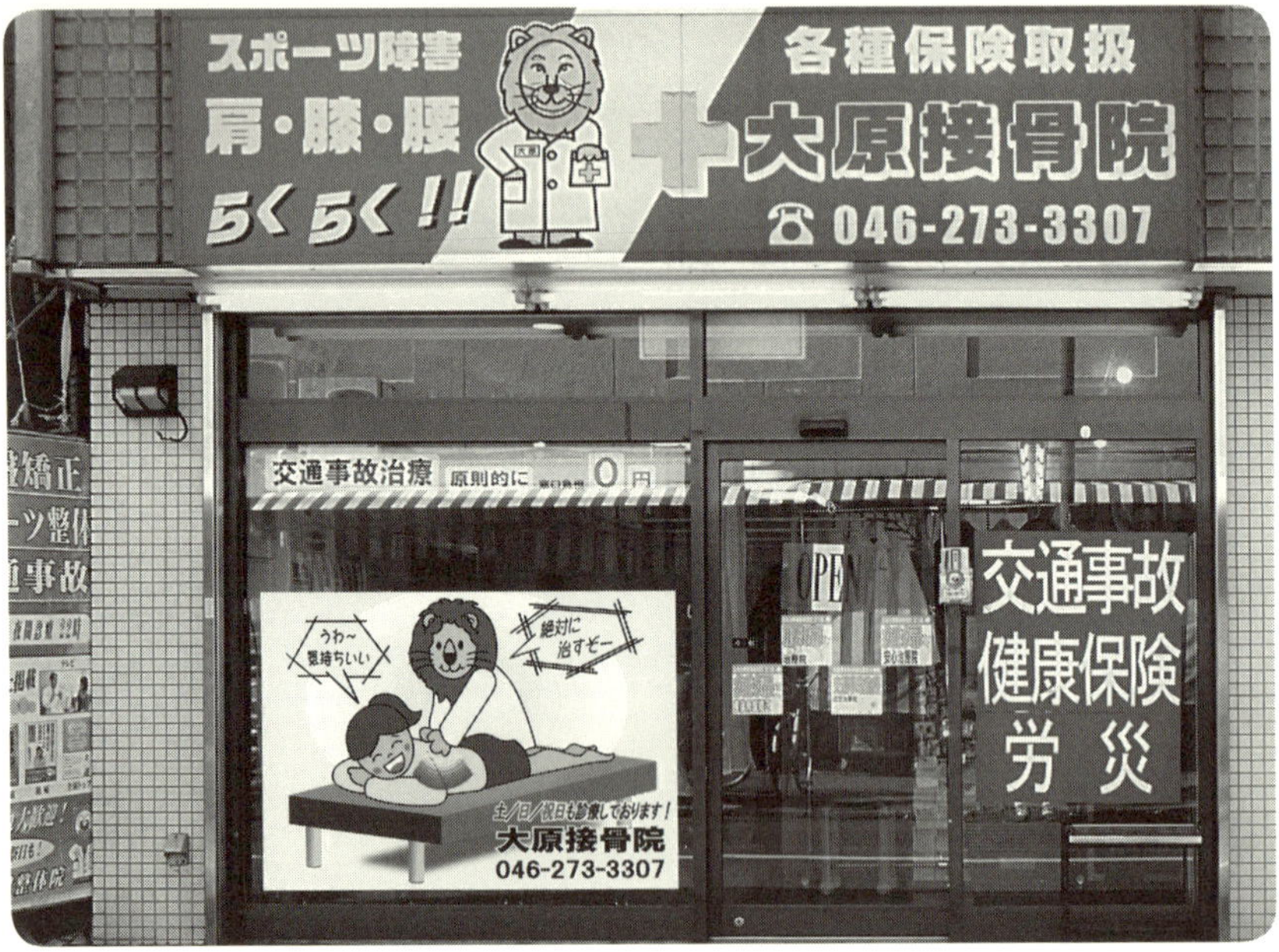

口コミで重篤患者が集まる駆け込み寺
難治症例にも成果を出す奇跡の治療

診療時間

月～金　8:50～12:00　15:00～19:30　21:00～22:00
土・祝　8:50～12:00　15:00～18:00
日　8:50～12:00　休診日　正月三ケ日

大原接骨院

〒242-0006 神奈川県大和市南林間1-10-19
Tel. 046-273-3307
https://oohara-s.com

院へのアクセス

電車ご利用の場合

小田急江ノ島線
「南林間」駅西口より
徒歩1分

痛みを抱えた方が駅から何十分も歩いて通うのは患者側に立って考えていないとの想いで駅から1分の分かり易い所にある。

膝痛は病院で治らずジプシー化しているケースが多いが、「OMJゆがみ矯正術」で関節の歪みを取り、筋肉の緊張を正すとあっという間に痛みが解消する事があり患者が驚くことも多い。仮にそこまで即効性がない場合でも歪みが解消されるにつれ、確実に快方に向かって調子が良くなってくる。

生活習慣で癖のようになっていた身体の歪みやアンバランスは、また元に戻りやすい為、定期的な施術によって良い方向へ癖づけが行われる。痛みがあるという事は身体が危険信号を発信している事であり、それを痛み止めや貼り薬などで、ごまかしながら生活するということは、どんどん症状が悪化することを意味するので、痛みを感じた時点で出来るだけ早く大原接骨院に来院する事が大切である。

スタッフにも高い技術が求められる為、1ヶ月を超える研修と厳しいテストに合格しなければならない。どうしても治したいという患者の思いを実現できるよう治療院全体で努力を続けている。

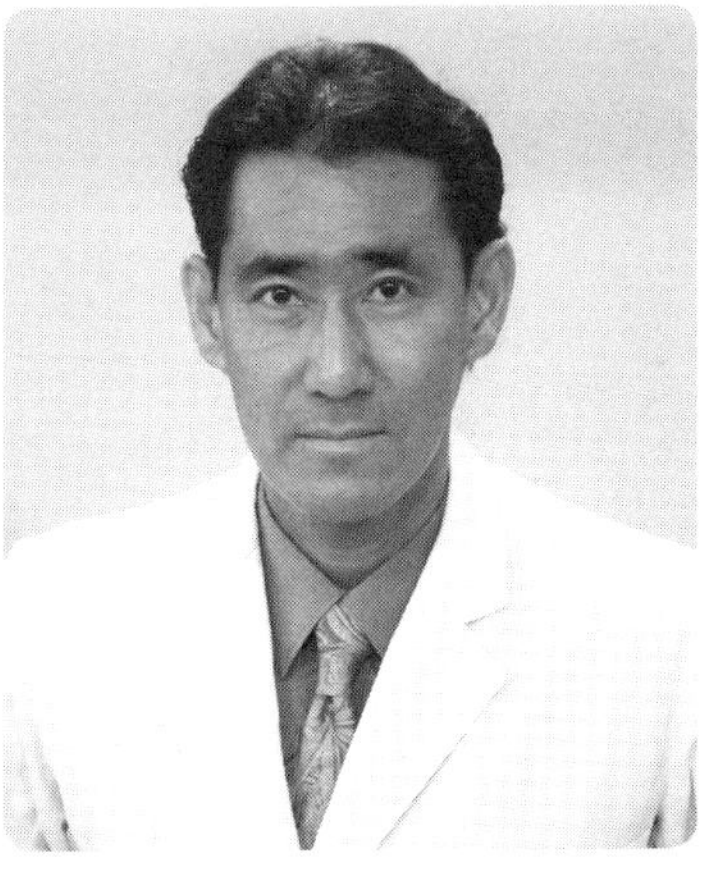

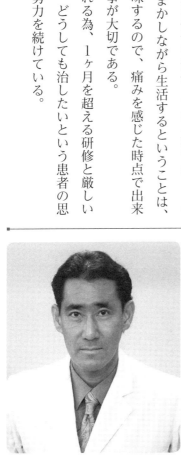

大原 昌之 先生

プロフィール

● おおはら まさゆき

法政大学法学部を卒業。全日本選手権に10年連続出場するなどテニストッププレイヤーとして活躍。選手生活の後半はケガに悩まされ29歳で引退。引退後は自分のようにケガに苦しむ選手をなくしたい一心で治療家を志し国家資格を取得。2001年開業。開業後も全日本選手権や国際大会の公式トレーナーを頼まれるなど数多くの世界トップ選手のコンディショニングづくりや治療に携わっている。

岡本駅前整骨院

膝だけではなく全身のバランスを整える根本治療が、膝痛の患者の生活を変えていく。わずか6回で得られる治療効果によって筋力の低下を最小限に防げることも大きな特徴となっている。

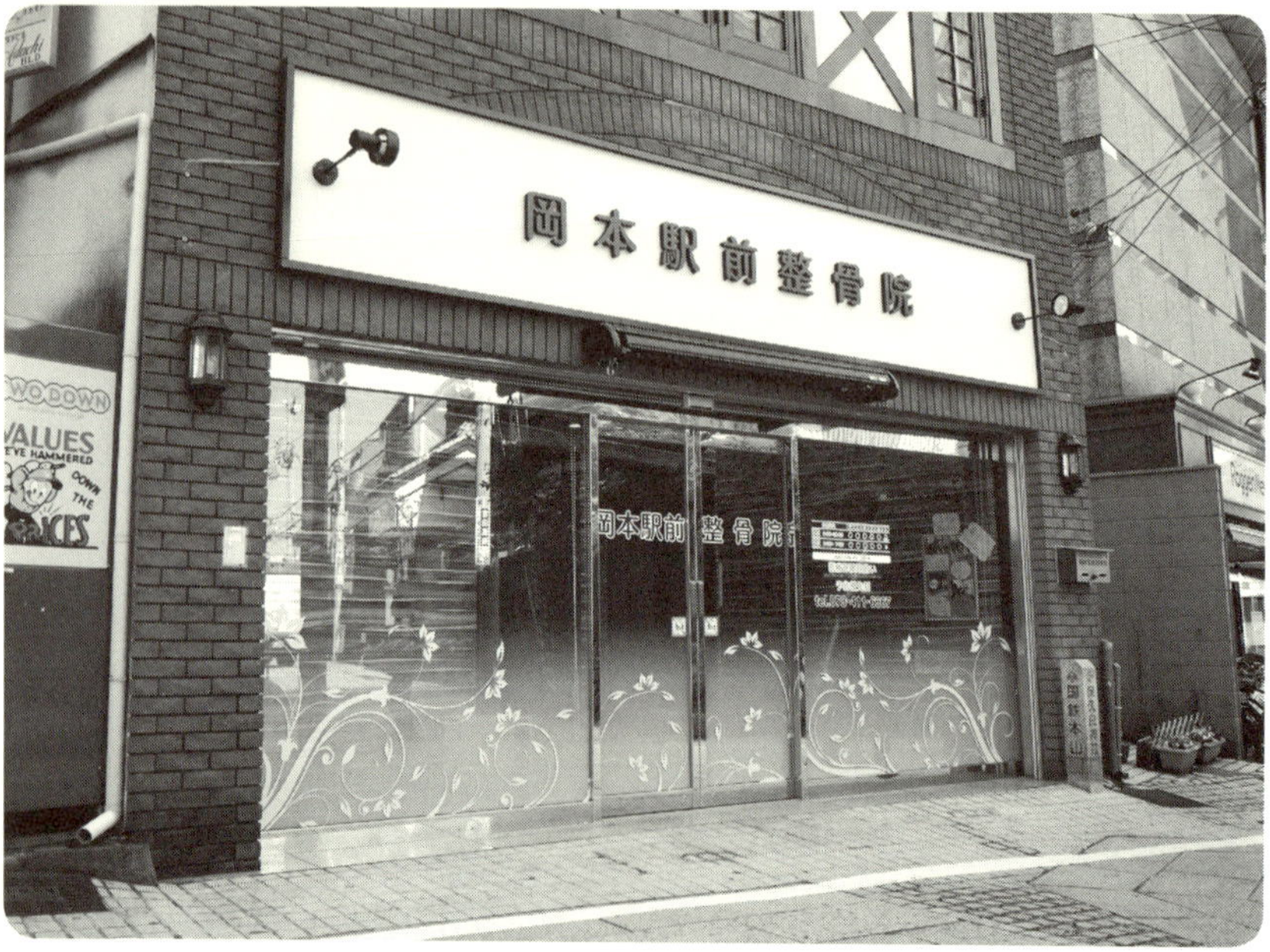

膝の正しい動きを回復する
全身の施術が痛みを消す

診療時間

月〜金　9:00〜12:00　15:00〜19:30
土　9:00〜13:00
休診日　日曜日、祝日

岡本駅前整骨院

〒658-0072 兵庫県神戸市東灘区岡本1-13-12
Tel. 078-411-6667
https://abiko-seikotsu.com/

院へのアクセス

電車ご利用の場合
阪急神戸線「岡本」駅より
徒歩1分

軟骨がすり切れてしまうことで痛みが発生する変形性膝関節症に、運動療法が課されることが多いのは、筋肉が増加すれば膝を固定する役目を果たし、軟骨がすり切れるのを防ぐからだという。しっかりとした筋肉は関節を引きつけ、負荷のかからない動きで屈伸できることが明らかになっている。しかし筋肉以上に膝の動きを変えるものがある。それは骨盤だ。

　実際、姿勢が悪く前傾姿勢が多かったことで骨盤が前に倒れ、結果、膝が曲がりにくくなって膝痛が発生するケースなども報告されている。しかも骨盤は背骨にもつながっている。つまり膝痛を根本治療したいなら、膝周辺だけでなく全身のバランスを整えることが必要となってくるのだ。そんな変形性膝関節症の治療に最適なのが、「B&M背骨ゆがみ矯正法」である。

　この施術の特徴は、身体の中心にある背骨を強制し、身体全体の歪みをただしていくこと。骨格や筋肉のバランスを整えるため、患部の血流不足の改善や神経回路を圧迫から解放するなどの効果もある。変形が進めば歩けなくなる危険もあるだけに、膝に痛みがあるなら早めに試してほしい施術だ。

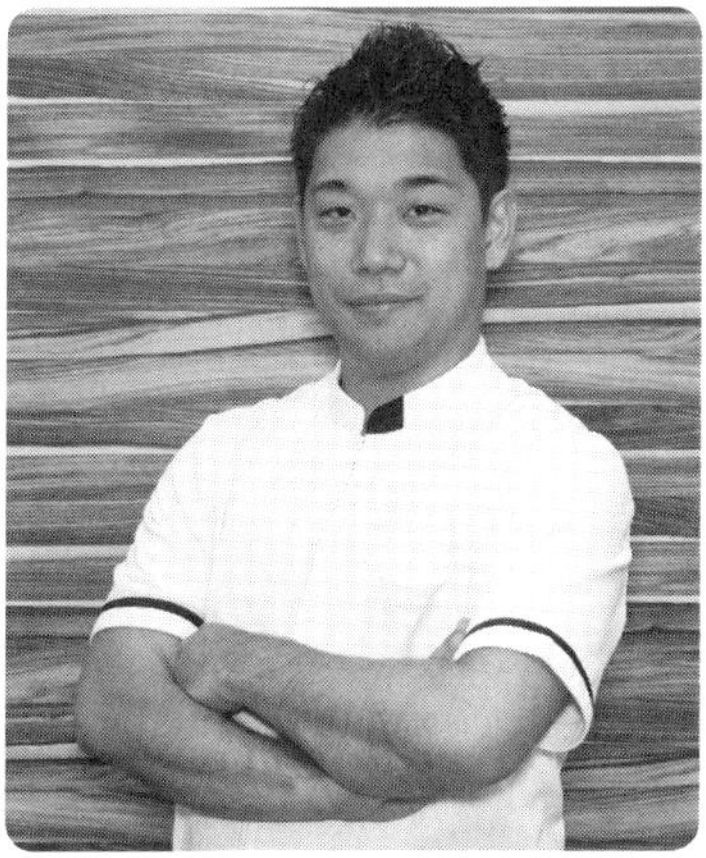

馬越 啓一 先生

プロフィール

●まごし けいいち

1981年京都生まれ。整骨院の専門学校を卒業後、数々の治療を学び、京都市にかつら整骨院を開業。以降11年間に京都・大阪・兵庫など全国に37院を開院。サンキューグループの代表として活躍している。各37の整骨院とともに地域の一番人気院として業績を上げている。B&M背骨ゆがみ矯正法を開発し「1回で効果が実感できる」と好評。現在では全国各地からその技術・経営法などを学びに来る先生方も多い。

かがやき鍼灸整骨院

鍼灸などを使った痛みのコントロールと、身体に優しい「ストレッチ整体」による身体全体のバランスを整える根本的な問題解決を目指す。患者や家族の心のケアにも力を入れた心身のトータルケアに力を入れる治療院である。

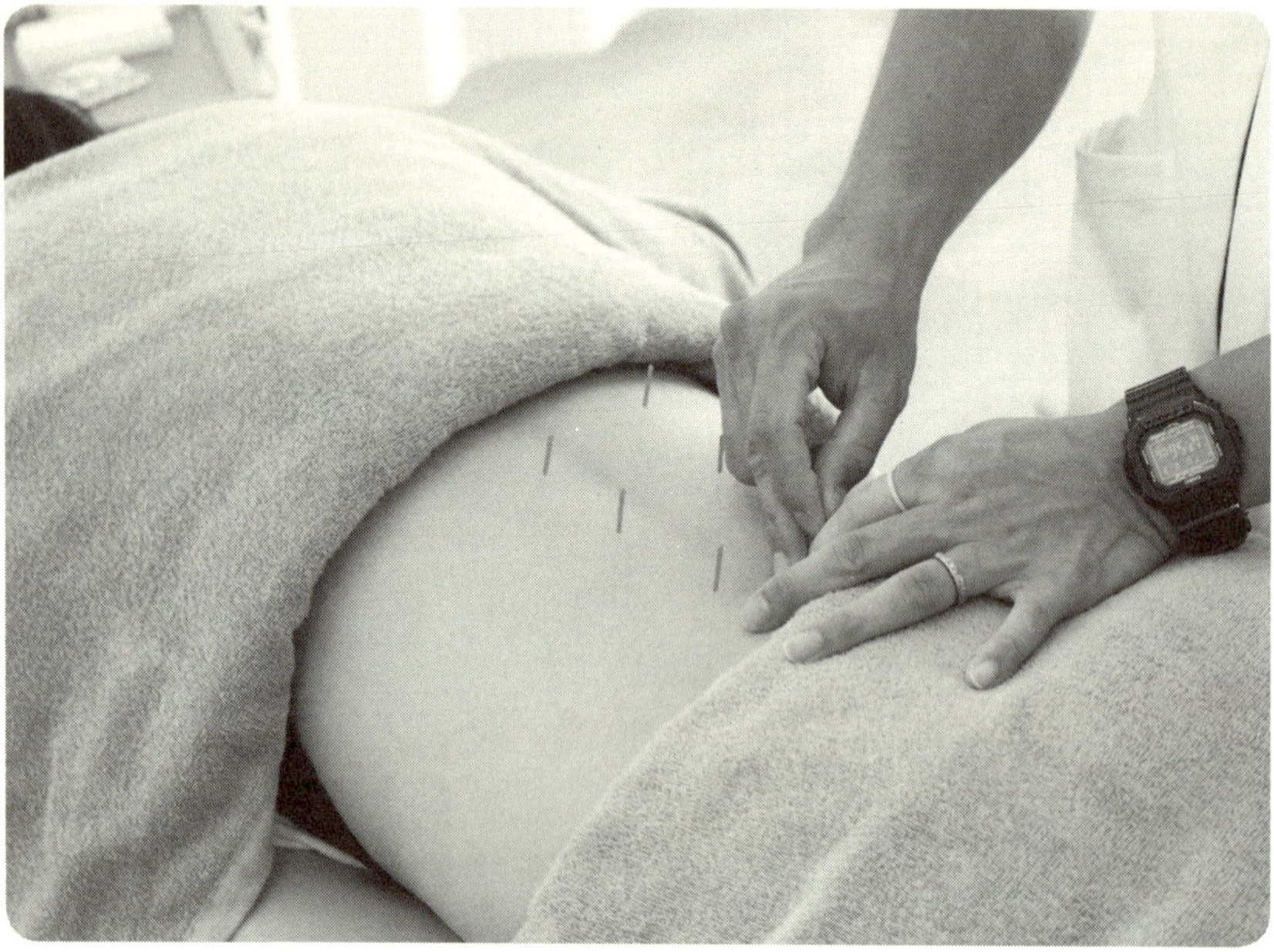

身体に優しい整体で
自然治癒力を最大限に引き出す

診療時間

月～金　9:00～12:00　15:30～20:00
土　9:00～12:00
休診日　日曜日、祝祭日

かがやき鍼灸整骨院

〒434-0035 静岡県浜松市浜北区寺島2377-4
Tel. 053-545-5010
https://kagayaki5010.com/

院へのアクセス

電車ご利用の場合
遠州鉄道「小松」駅より徒歩10分

お車ご利用の場合
「浜松I.C」より10分

〈駐車場のご案内〉
契約駐車場11台有

筒井先生のモットーは、「心も身体も癒す、全ては患者の為に」である。身体的な治療はもちろんのこと、患者や家族の悩みにも耳を傾け、心のケアにも努めている。

かがやき鍼灸整骨院の変形性膝関節症患者は70～80代がほとんどを占め、階段の上り下りや歩行困難などを訴えるケースが多い。動けないことによる筋力の衰えなどを心配する方も多く、そうした加齢に伴う不安をケアすることも重要だからだ。

施術はストレッチをメインとした痛みのない整体で、身体全体のバランスを整えていくことで、膝など痛みの根本原因を取り除いていく。また炎症にはアイシングや超音波治療を施すだけではなく、鍼灸施術も行っている。鍼灸は痛みのコントロールに優れていることから、日常的な苦痛を取り除きつつ、整体で根本的な問題の解決に取り組むという二方向からの治療を可能にしている。

過去には近隣の病院などで改善しなかった方が、かがやき鍼灸整骨院の治療によって1週間で痛みが半減し、約2週間でスムーズな歩行ができるまで回復したケースもある。地域に必要とされ、愛される治療院を目指して、アットホームでくつろげる空間づくりに努力している。

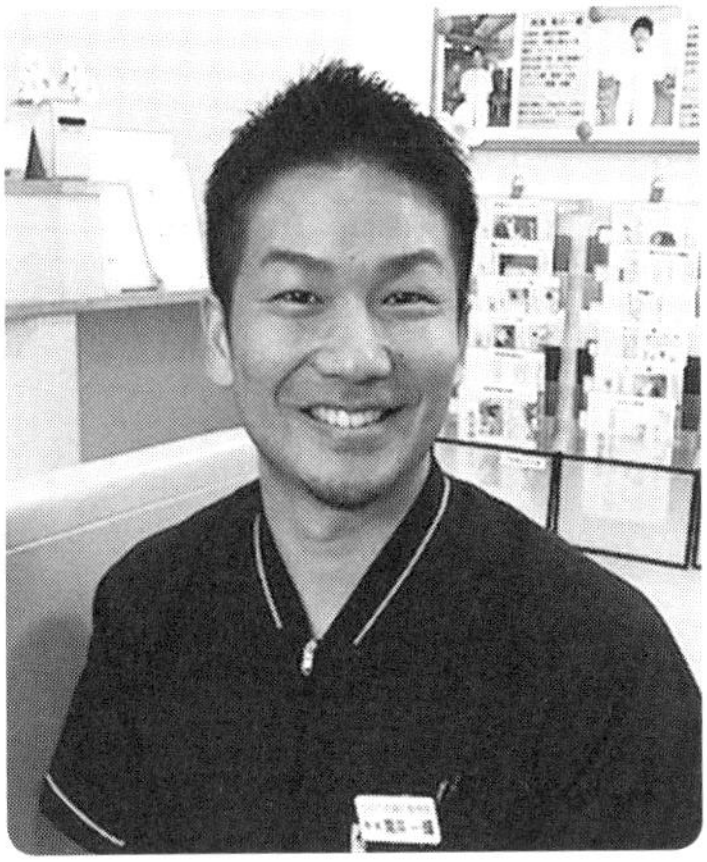

筒井 一輝 先生

プロフィール

●つつい かずき

1987年静岡県出身。浜松医療学院卒業、2016年4月に鍼灸整骨院を開業する。国家資格（柔道整復師、鍼灸師）に加え、『IBMA国際ボディメンテナンス協会のパーソナルストレッチトレーナー』の資格を取得。ストレッチをメインとした身体に優しい「ストレッチ整体」で背骨や骨盤を正しい位置に戻し、自然治癒力を最大限に引き出す施術をメインとしている。再発防止に向けた整体やトレーニングなどにも力を入れている。

学芸大学整骨院

学芸大学整骨院が治療しているのは身体ばかりではない。効果のでにくい治療などで傷つけられた心も一緒に治していく。来院するだけでも元気になるという患者の声は、同院がどれだけ心の癒しになっているのかを証明するものだ。

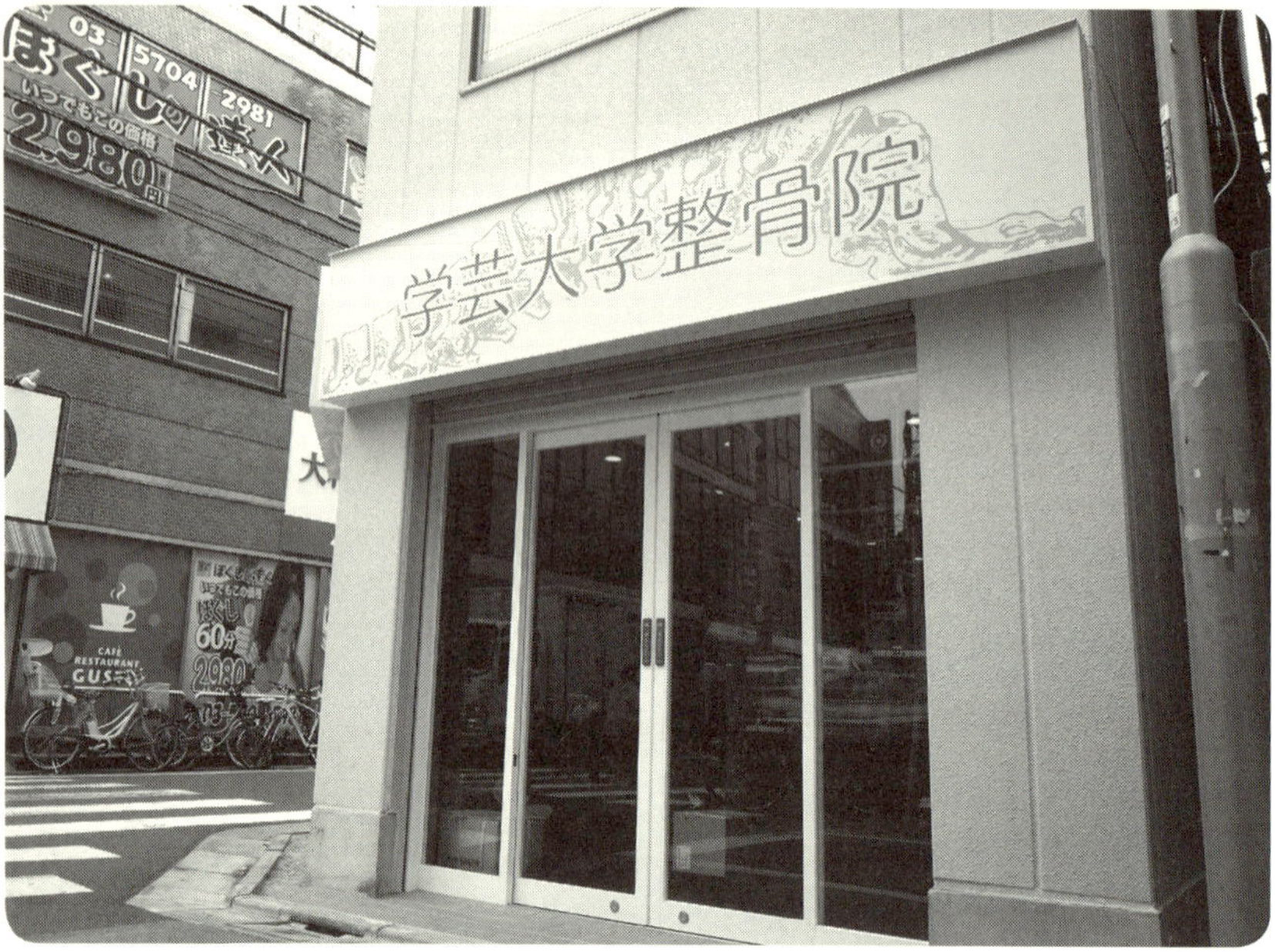

膝の痛みを取るだけではなく心の痛みも軽減していく整骨院

診療時間

月～金　9:00～12:00　15:00～19:30
土　9:00～13:00
休診日　日曜日、祝日

学芸大学整骨院

〒152-0004 東京都目黒区鷹番 2-15-12
Tel. 03-6712-2500
https://gakugeidaigaku-seikotsu.com/

院へのアクセス

電車ご利用の場合

東急東横線「学芸大学」駅
より徒歩2分

梅雨時に膝の痛みが強くなった経験がないだろうか？　これは「気象痛」とも呼ばれるもので、気圧の低下が原因とわかっている。交感神経が活発化することで、痛みに関連する機関が活発化してしまったため痛みが増す。これは痛みが脳の働きによって変わってくることの証明でもある。

近年ずっと痛みが続く慢性疼痛の研究が盛んになってきており、メンタルと痛みの関係が注目されてようになってきている。だからこそ膝痛に悩んでいる人は、心地よい治療を継続できる整骨院を選択すべきである。

特に運動療法を併用することの多い変形性膝関節症は、治療後に患者が動きたくなるような気持ちなることが重要だ。近年は運動への一歩を踏み出しやすいＥＭＳ機器に注目が集まっているが、モチベーションの維持は無視できない。そのためには整骨院の気持ちの良い環境やスタッフの質、筋力が落ちないうちに痛みを軽減するスピードが要求される。そのすべてを備えているのが学芸大学整骨院である。

膝痛で悩んでいるなら、この整骨院で実施されている「Ｂ＆Ｍ背骨ゆがみ矯正法」を、体験してみてほしい。最長でも６回の治療で感じることができるだろう。

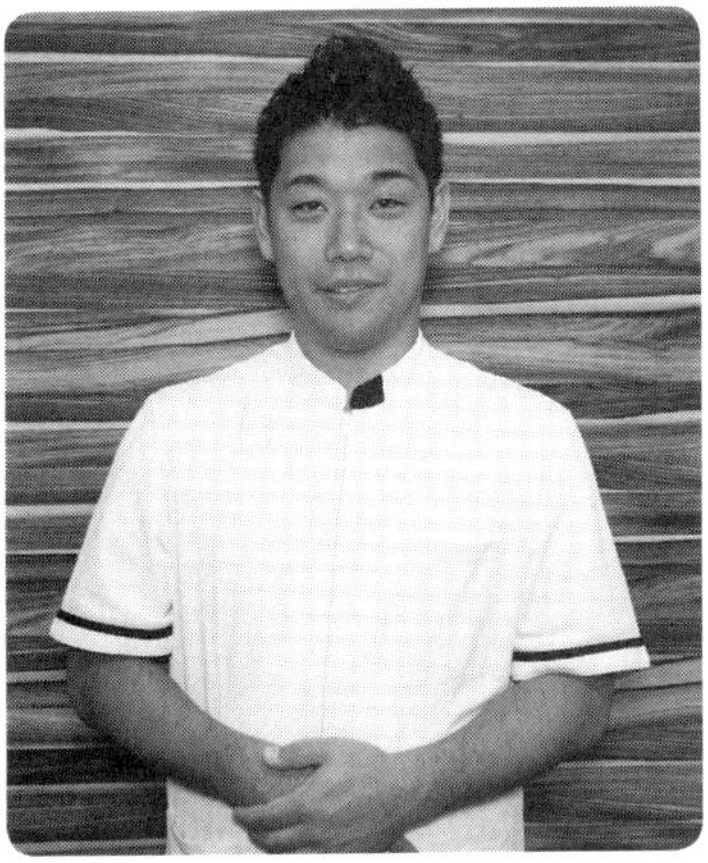

馬越啓一 先生

プロフィール

●まごし けいいち

1981年京都生まれ。整骨院の専門学校を卒業後、数々の治療を学び、京都市にかつら整骨院を開業。以降11年間に京都・大阪・兵庫など全国に37院を開院。サンキューグループの代表として活躍している。各37の整骨院とともに地域の一番人気院として業績を上げている。B&M背骨ゆがみ矯正法を開発し「1回で効果が実感できる」と好評。現在では全国各地からその技術・経営法などを学びに来る先生方も多い。

柏東口整骨院

明るく活気のある治療として地元でも評判であり、症状の改善に真正面から向き合う姿勢でも知られている。鍼治療によって自然治癒力を高めていくことで、再発しない身体の土台をつくりあげていく。

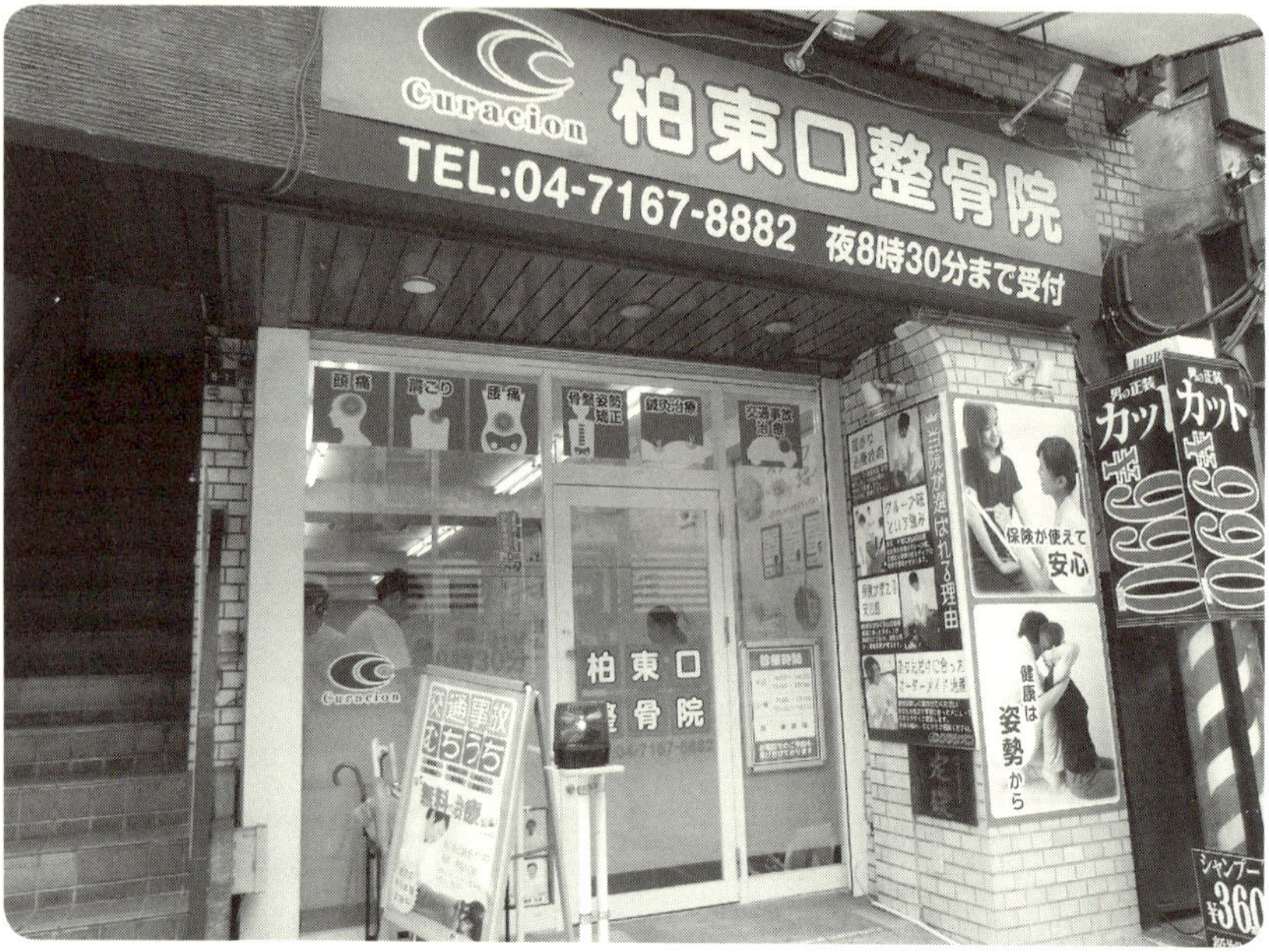

患者の小さな変化にも注目し健康を回復維持するために力を尽くす！

診療時間

月〜金	9:00〜12:30	15:00〜20:30
土・祝	8:00〜12:30	15:00〜17:00
日	9:00〜14:00	休診日　なし

柏東口整骨院

〒277-0005 千葉県柏市柏 2-5-1
Tel. 04-7167-8882
http://kashiwahigashiguchi.chiryouin.biz/

院へのアクセス

電車ご利用の場合

JR常磐線「柏」駅東口より徒歩4分
東武野田「柏」駅東口より徒歩4分

年間3万人以上の患者が来院する柏東口整骨院の魅力の一つは、入舟院長の患者への丁寧な対応かもしれない。毎日来院する患者であっても、自分が施術できない場合であっても、全員に声掛けするように徹底しているからだ。

常日ごろから患者に関心を持つことで、小さな変化に気づくことができ、それはさまざまな病気の予防にもつながる。

柏東口整骨院のメインの治療は、「全調整鍼治療」。漢方医学の伝統的な診療方法の一つである腹診を使って反応が出ている経絡に鍼治療を行う。それによって血流全体や自律神経のバランスを整え、人間が本来備わっている自己治癒能力を高めていくという。骨盤矯正や姿勢矯正などと組み合わせることで治療効果も高まるという。

膝に痛みを持つ患者に対しては、固くなった筋肉を緩めるために鍼治療を行い、膝関節の負担を軽減するための筋力増強に電気治療を実施している。

実際に来院した方にも変形性膝関節症の患者はおり、もともと正座や階段の上り下り、歩行でも痛みがあったが、現在では電気治療での筋トレと鍼治療によって痛みなく日常生活を送れているという。

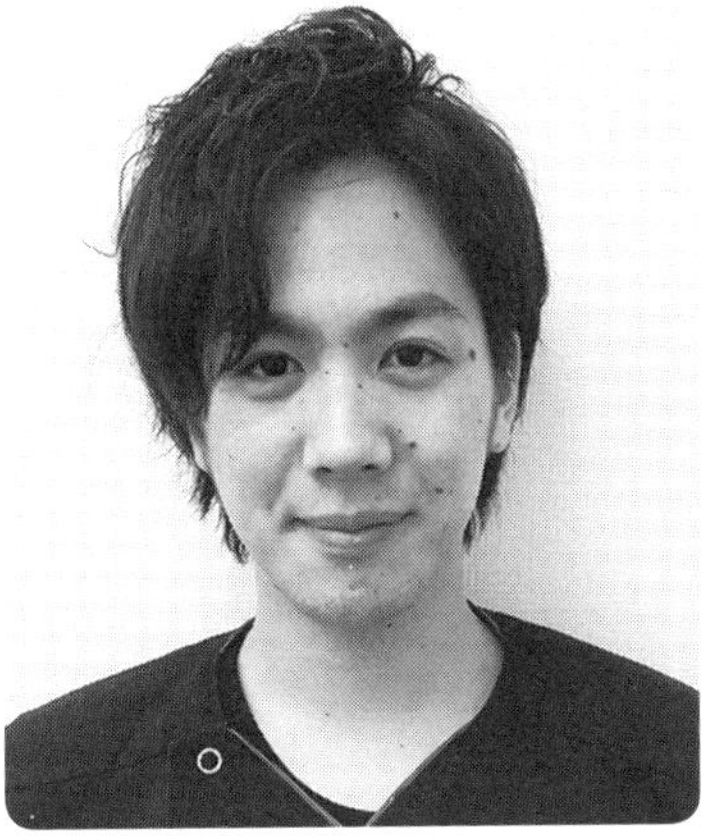

入舟 泰史 先生

プロフィール

● いりふね たいし

1994年愛媛県出身。河原医療福祉専門学校を卒業後、柏東口整骨院に勤務。来院した患者と話すことで、日々成長させてもらっているという。治療理念は「患者一人ひとりの症状に添った治療を提案し、患者全員に真心を込めたサービスを提供する」こと。すべての患者と必ず顔を合わせ、日々の顔色などを確認することを自らに義務付けている。職場の雰囲気づくりにも細心の注意を払っている。

かつら整骨院

短時間でしっかりした効果を実感できる施術など、時間に追われて生活している人でも通いやすいシステムが完備していることも、大きな魅力の一つだ。馬越先生の患者ファーストの姿勢は、こんなところからも伝わってくる。

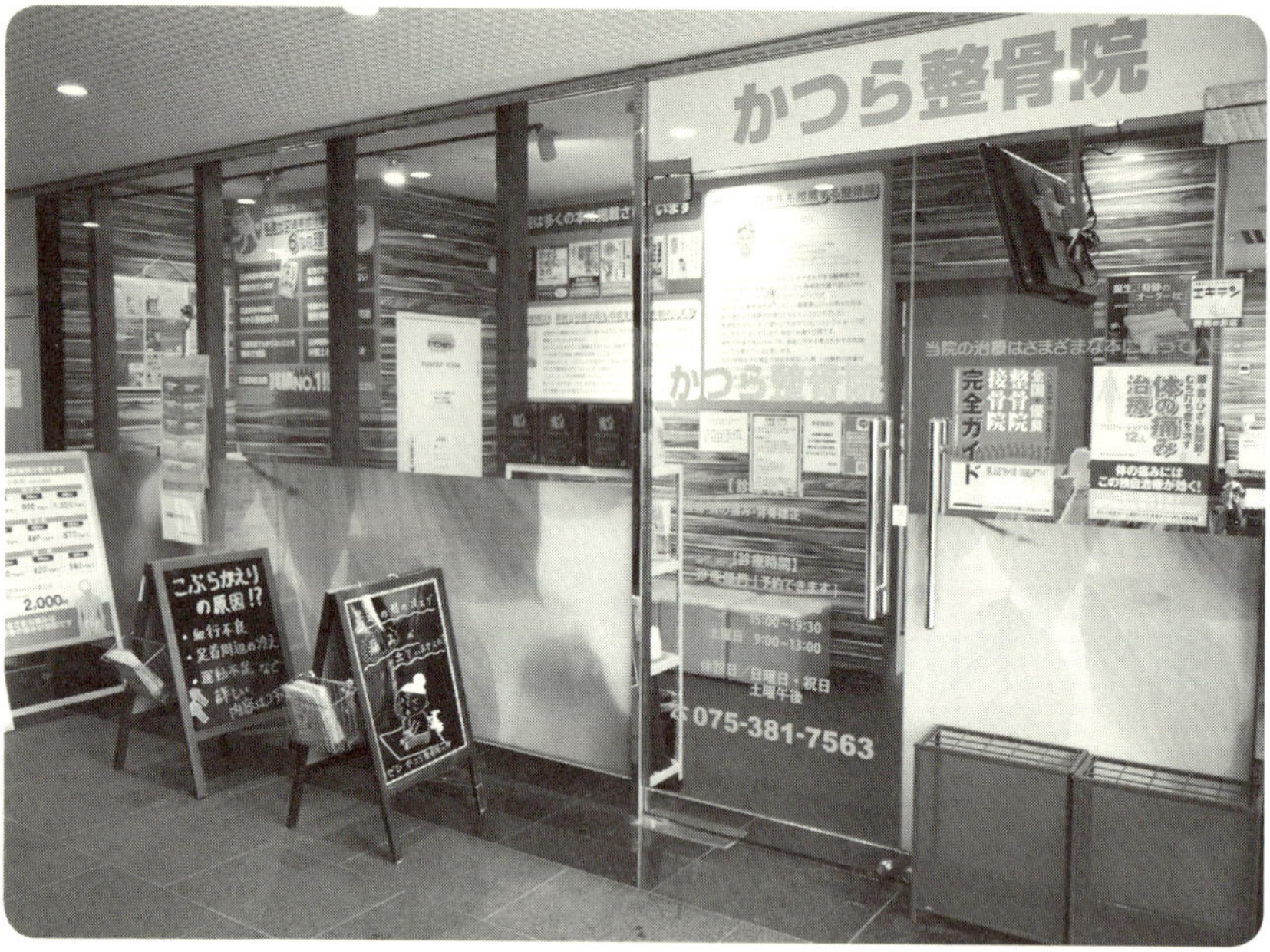

京都の人気整骨院であり
全国から患者の集まる店

診療時間

月～金　9:00～12:00　15:00～19:30
　土　　9:00～13:00
休診日　日曜日、祝日

かつら整骨院

〒615-8072 京都府京都市西京区桂木ノ下町 1-101-102
Tel. 075-381-7563
https://katsura-seikotsu.s358.com/guide/

院へのアクセス

電車ご利用の場合

阪急「桂」駅東口
より徒歩３分

大人気の秘密の一つは、施術がしっかりしており、患者が治療効果を短期間で実感できることだ。

具体的には治療は6回で痛みを確実に改善する「B&M背骨ゆがみ矯正法」がその代表だろう。

独自の背骨矯正法によって背骨の歪みを正し、さらに筋肉の深部のバランスを取り戻していく施術で、即効性がある。

そして「B&M式トリガーポイント」。これは深部の筋肉のバランスを整える施術で、筋肉の横から深部の筋肉を触るものだ。

膝関節には筋肉、靭帯が複雑に絡んでいる。どの筋肉がバランスを崩しても膝には痛みを生じる。筋肉のバランスを手で触ってしっかりみてくれるので、繊細な調整が必要な膝痛にはピッタリの整骨院である。

駅に近い立地と明るい店内。スタッフのキビキビとした動きと明るい挨拶にマッチする爽やかな内装は、初めて整骨院を利用する人にも安心感を与える。

一昔前の整骨院は外からまったく見えないことも多かった。そうした問題を患者の視点から改善したことも「革命」の一つであろう。

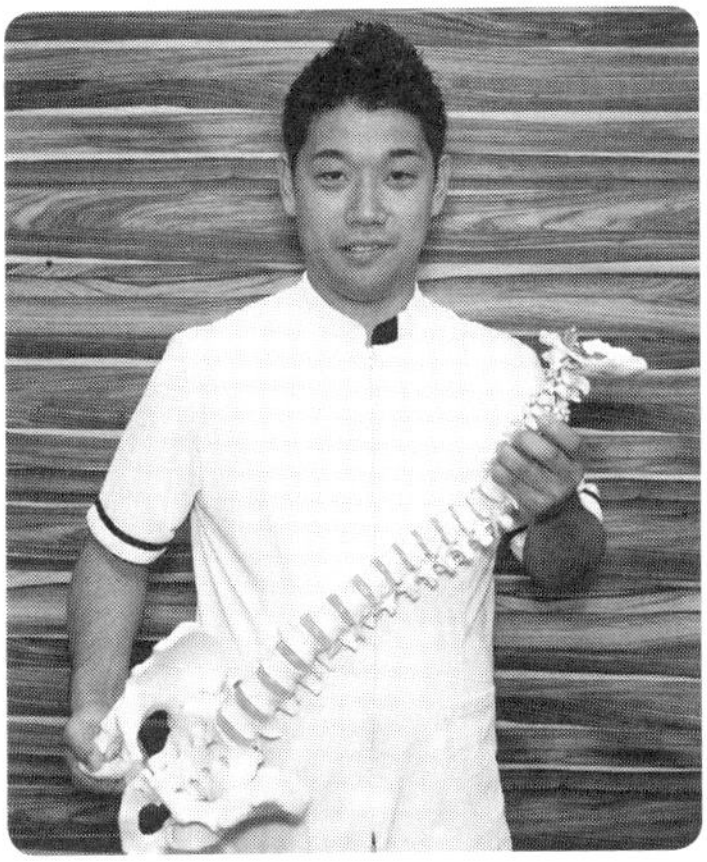

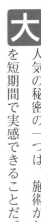

馬越啓一 先生

プロフィール

●まごし けいいち

1981年京都生まれ。整骨院の専門学校を卒業後、数々の治療を学び、京都市にかつら整骨院を開業。以降11年間に京都・大阪・兵庫など全国に37院を開院。サンキューグループの代表として活躍している。各37の整骨院とともに地域の一番人気院として業績を上げている。B&M背骨ゆがみ矯正法を開発し「1回で効果が実感できる」と好評。現在では全国各地からその技術・経営法などを学びに来る先生方も多い。

からだラボ整骨院

院長自身がケガにより寝たきりの1年間を体験。患者の不安をしっかりと理解し、その不安を解消するように治療を実施している。筋肉の深部にも即効性を発揮する「ハイボルテージ速攻療法」にも注目が集まっている。

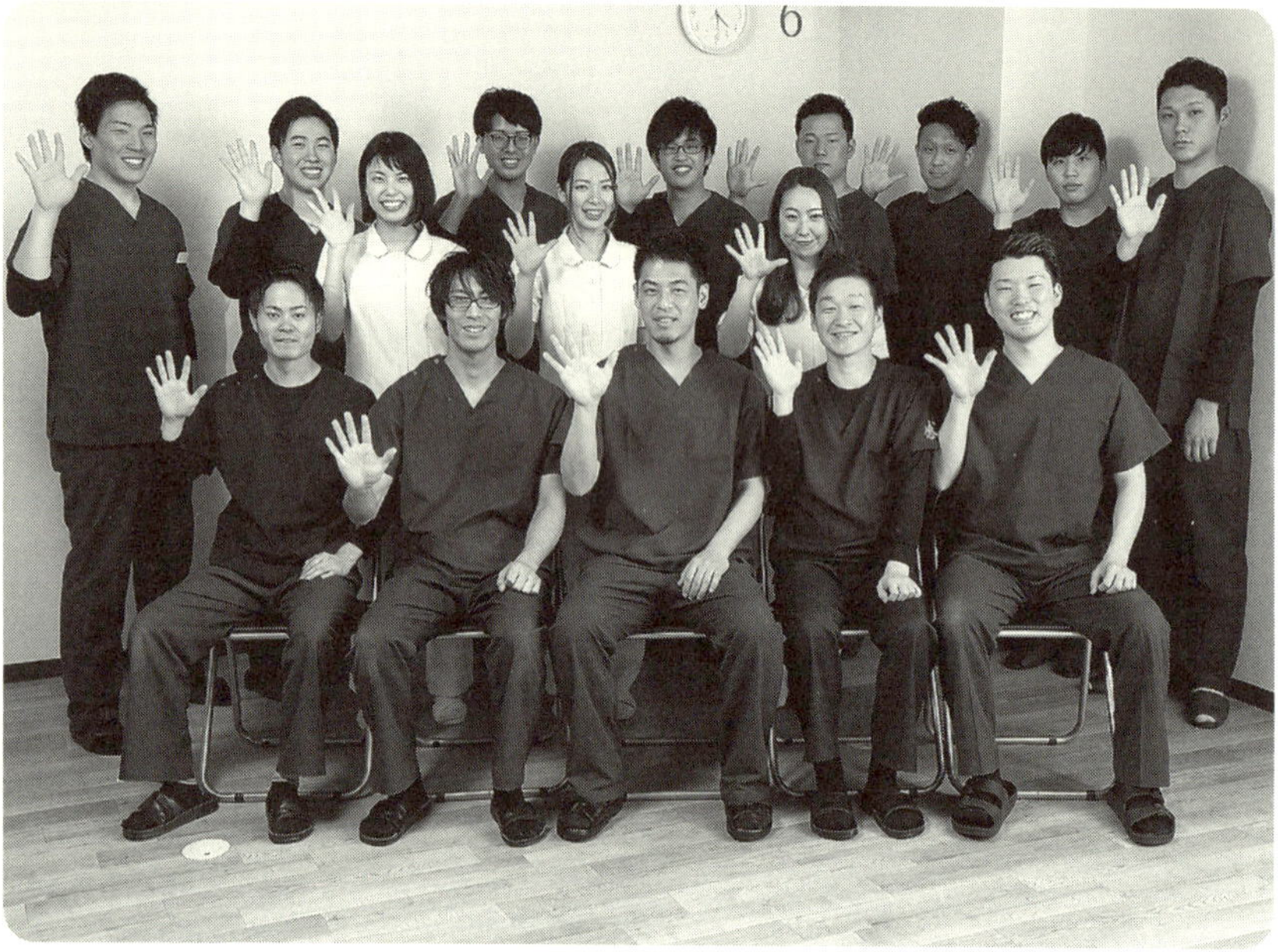

5万人以上の施術実績が示す
原因究明の治療の技術がすごい!

診療時間

月～土　9:00～13:00　15:30～21:00（祝日も営業）
休診日　水曜日

院へのアクセス

電車ご利用の場合

田園都市線
「溝の口」駅より
徒歩2分

からだラボ整骨院

〒213-0001 神奈川県川崎市高津区溝口2丁目5-8 KT増田ビル1F
Tel. 044-543-8712
https://mizonokuchi-seikotsuin.com/

痛みの原因を見つける技術と、その原因を改善する技術。2つの技術による根本治療を目指す整骨院である。その施術の中心は、「ハイボルテージ即効療法」。表面の患部だけを治療するのではなく、原因となっている深部に素早く効果を発揮する療法である。治療と同時に再発させないことを、大きな目標の一つとしている。

患者自身も理解できない身体の状態を、しっかり診察し、整理して伝え、解決策も提示することが治療の一環となっている。患者の不安を取り除くことが治療にとって重要であると、中島院長は語る。

じつは中島院長自身、30歳のときにケガにより1年間寝たきりになった経験を持つ。そのときに身体が動かなくなり、徐々に衰えていく恐怖を実感した。そうした患者側の心理を理解した中で治療が進むため、患者からの評判の良い。「患者の健康寿命を延ばす」という目標に、治療院が一丸になって取り組んでいる様子がうかがえた。

変形性膝関節症の患者については、軟骨のすり減りが原因だと言われていた方の診察し、膝の筋肉の機能低下を発見。からだラボ整骨院の治療によって痛みが大幅に軽減したケースがある。

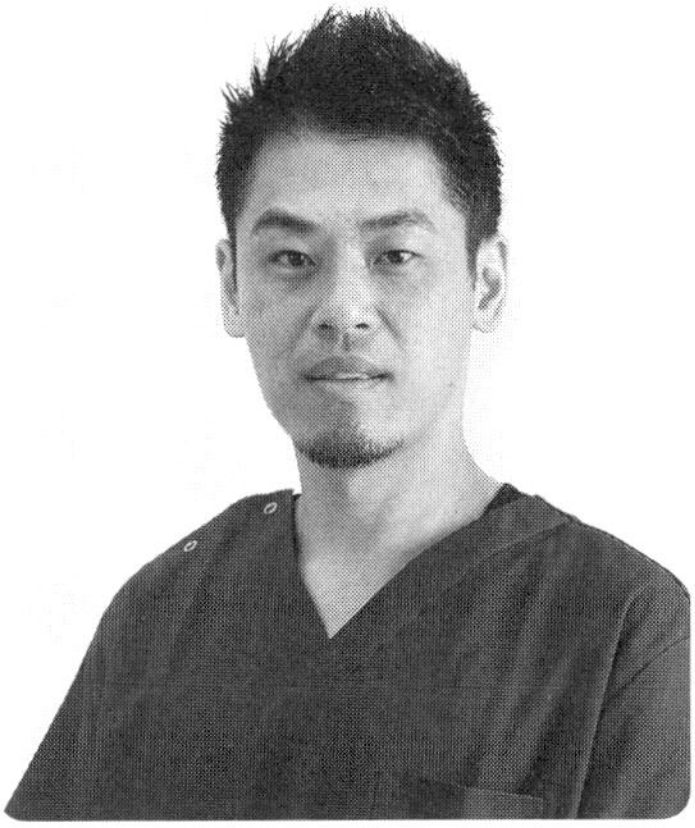

中島英貴 先生

プロフィール

● なかじま ひでたか

日体柔整専門学校卒業後、2012年からだラボ整骨院を開業。2015年には、からだラボ駅前整骨院を開業し、2017年にからだラボ整骨院新百合ヶ丘院も開業している。「根本治療」というコンセプトと、「患者の健康寿命を延ばす」というミッションを掲げ、患者の不安を取り除きながら、身体全体を調整している。患者の人生を応援したいという中島院長の思いは、グループ全体を貫いている。

河内天美整骨院

痛みや傷を抱えている患者と元気なスタッフのコミュニケーションが円滑に進めば進むほど、患者の治療への意欲が高まっていく。だからこそスタッフが患者の心の内を想像することが大切だと馬越先生は説いている。

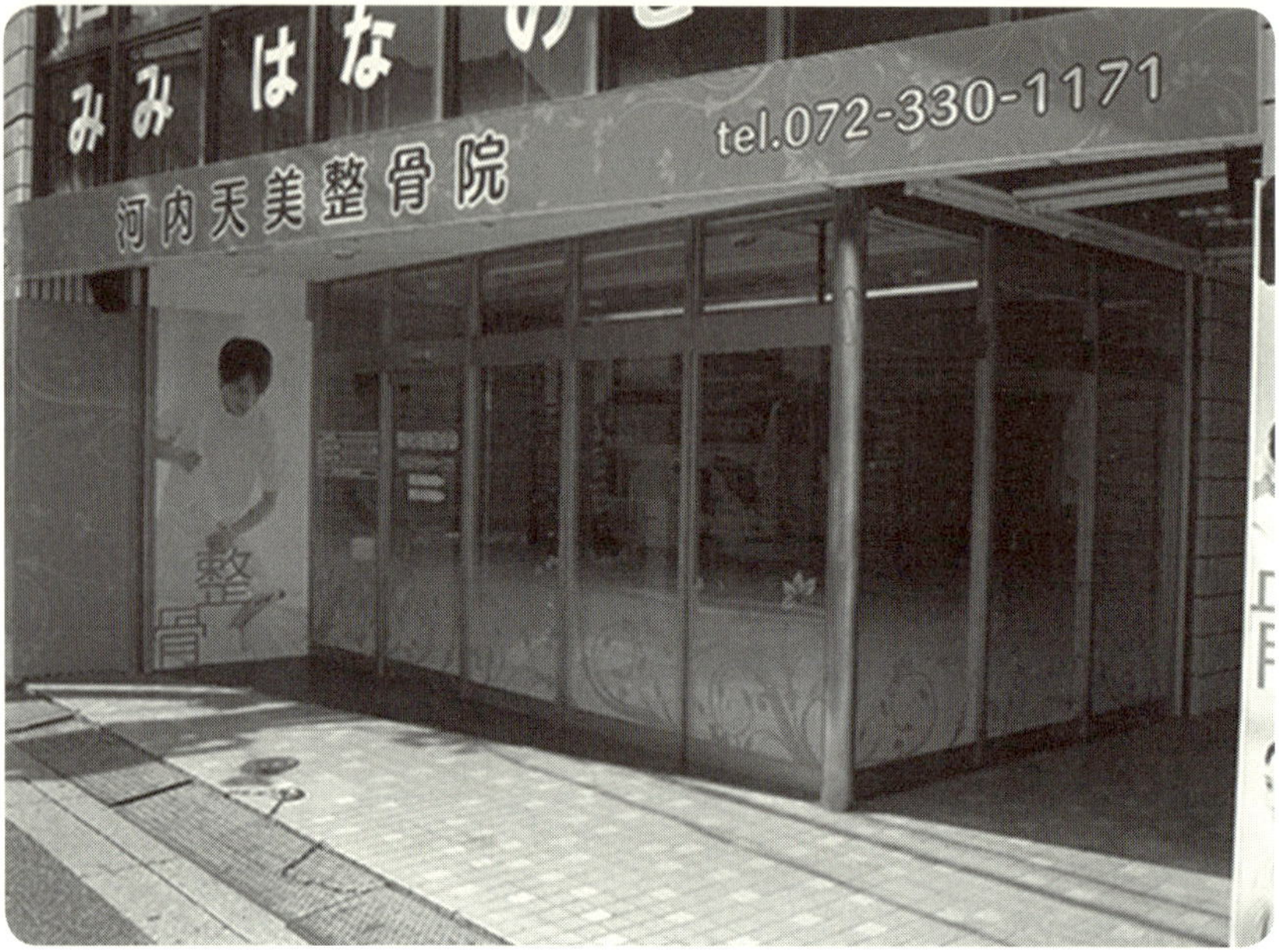

患者の心に丁寧に寄り添うスタッフが患者の治療後の希望を引き出しいく

診療時間

月～金　9:00～12:00　15:00～19:30
土　9:00～13:00
休診日　日曜日、祝日

河内天美整骨院

〒580-0032 大阪府松原市天美東7-7-1
Tel. 072-330-1171
https://kawachiamami-seikotsuin.com/

院へのアクセス

電車ご利用の場合

南海本線・地下鉄堺筋線
「河内天美」駅より
徒歩3分

整骨院のスタッフの多くは、若くて身体を壊した経験も少ない。そのため慢性的な痛みにさいなまれた患者の心持ちは、しっかり説明されないと理解できないことが多い。馬越先生は患者の気持ちを説明し、なおかつスタッフ個人も患者の気持ちを想像するよう声をかけている。

痛みはいろいろな感情を引き起こす。健康への憧れであったり、ときに嫉妬であったり……。あるいはあきらめの気持ちといったものも生み出してしまう。しかし変形性膝関節症の治療には、生活改善やときに筋肉増強といった主体的な行動が求められる場合が多い。そんなときスタッフがどれだけ気持ちを察して寄り添ってくれるのかが、重要なポイントとなる。

従業員の健康増進を行うことが、企業の業績向上につなげるという「健康経営」が持てはやされる時代となった。そして患者を健康にする整骨院でも、スタッフが気持ちよく働けるかどうかが非常に重要になっている。元気なスタッフが患者に寄り添い、患者の気持ちに想像を巡らせることで、患者は治療に向けた大事な一歩を踏み出せるのである。

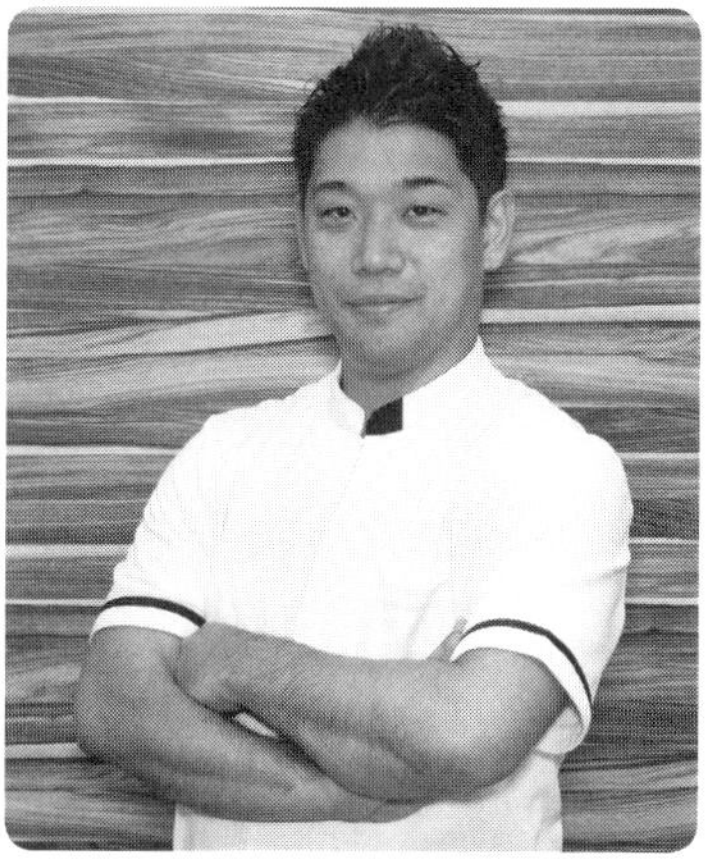

馬越 啓一 先生

プロフィール

●まごし けいいち

1981年京都生まれ。整骨院の専門学校を卒業後、数々の治療を学び、京都市にかつら整骨院を開業。以降11年間に京都・大阪・兵庫など全国に37院を開院。サンキューグループの代表として活躍している。各37の整骨院とともに地域の一番人気院として業績を上げている。B&M背骨ゆがみ矯正法を開発し「1回で効果が実感できる」と好評。現在では全国各地からその技術・経営法などを学びに来る先生方も多い。

吉祥寺サンロード整骨院

吉祥寺サンロード整骨院にはリピーターが少なくない。身体がラクになるだけではなく、来院するだけで元気になると話す人も多い。身体だけではなく、心の元気を整えるためにさまざまな気配りを施している整骨院だ。

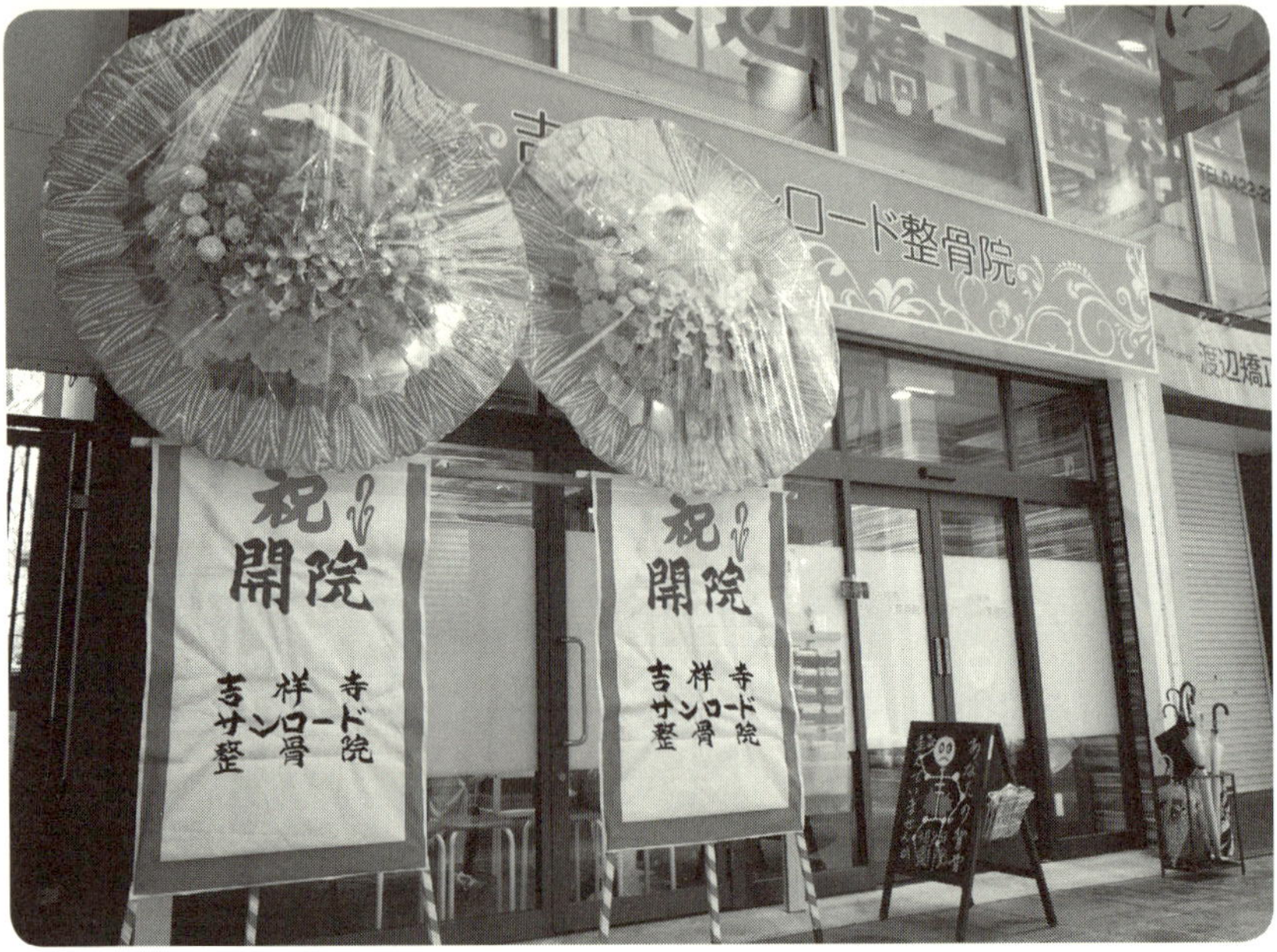

若者から愛される街・吉祥寺で
地元の人からも大人気の整骨院

診療時間

月～金　9:00～12:00　15:00～19:30
土　9:00～13:00
休診日　日曜日、祝日

吉祥寺サンロード整骨院

〒180-0004 東京都武蔵野市吉祥寺本町1-11-26
Tel. 0422-27-2866
https://kichijoji-seikotsu.com/

院へのアクセス

電車ご利用の場合
JR「吉祥寺」駅より
徒歩3分

自動車メーカーのホンダが開発したヒト型ロボットＡＳＩＭＯは、しっかりした二足歩行ができるとして世界中を驚かせた。それほど二足歩行の技術は難しかったのである。そして二足歩行のロボットの研究を一気に進めたのは、上半身への理解だといわれている。人間は当たり前に2本の足で歩いているが、それが可能なのは重心のバランスを上半身で取っているからである。その微妙なバランスの調整に膝も重要な役割を担っている。

　だからこそ膝が痛いからといって、膝だけを治療しても痛みが消えないのである。身体全体のバランスを調整した上で、膝にかかっていた無理な負荷を取り去る必要がある。

　そうした治療にピッタリなのが、馬越先生の考案した「Ｂ＆Ｍ背骨ゆがみ矯正法」である。独自の背骨矯正法によって背骨の歪みを正し、さらに筋肉の深部のバランスを取り戻していく施術によって、背骨や骨盤、膝は本来の動きを取り戻していく。根本治療によって膝痛から解放されるには、膝だけの治療ではなく、全身のバランスを調整する治療法を選択すべきだろう。

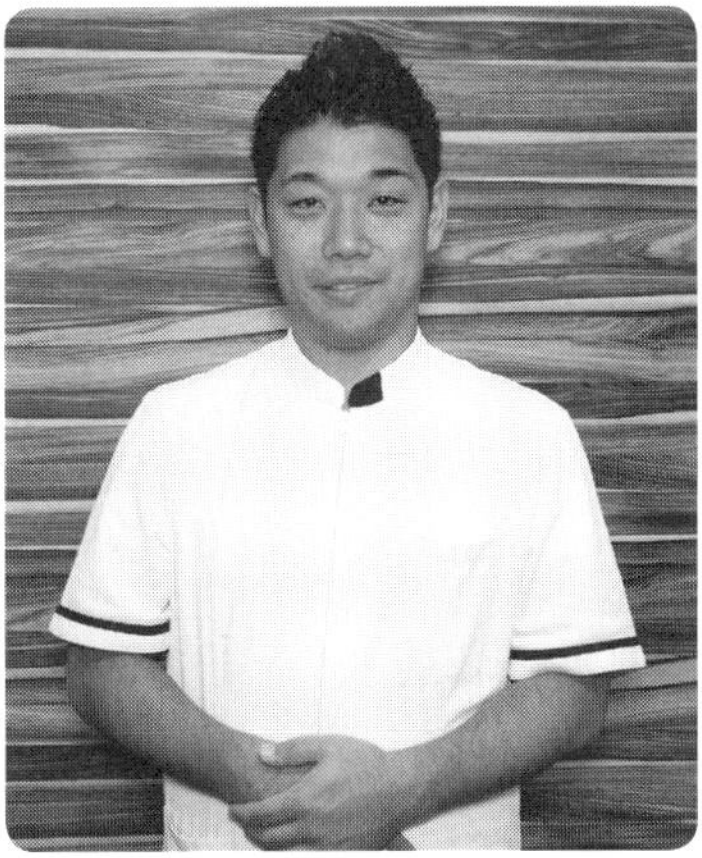

馬越啓一 先生

プロフィール

●まごし けいいち

1981年京都生まれ。整骨院の専門学校を卒業後、数々の治療を学び、京都市にかつら整骨院を開業。以降11年間に京都・大阪・兵庫など全国に37院を開院。サンキューグループの代表として活躍している。各37の整骨院とともに地域の一番人気院として業績を上げている。B&M背骨ゆがみ矯正法を開発し「1回で効果が実感できる」と好評。現在では全国各地からその技術・経営法などを学びに来る先生方も多い。

香里園整骨院

膝の痛みを根本原因の一つでもある身体の深い部分にある筋肉。そうした深部の筋肉に働きかける技術を持つのが香里園整骨院である。とにかく膝の痛みを緩和したいという患者が数多く訪れる整骨院として知られている。

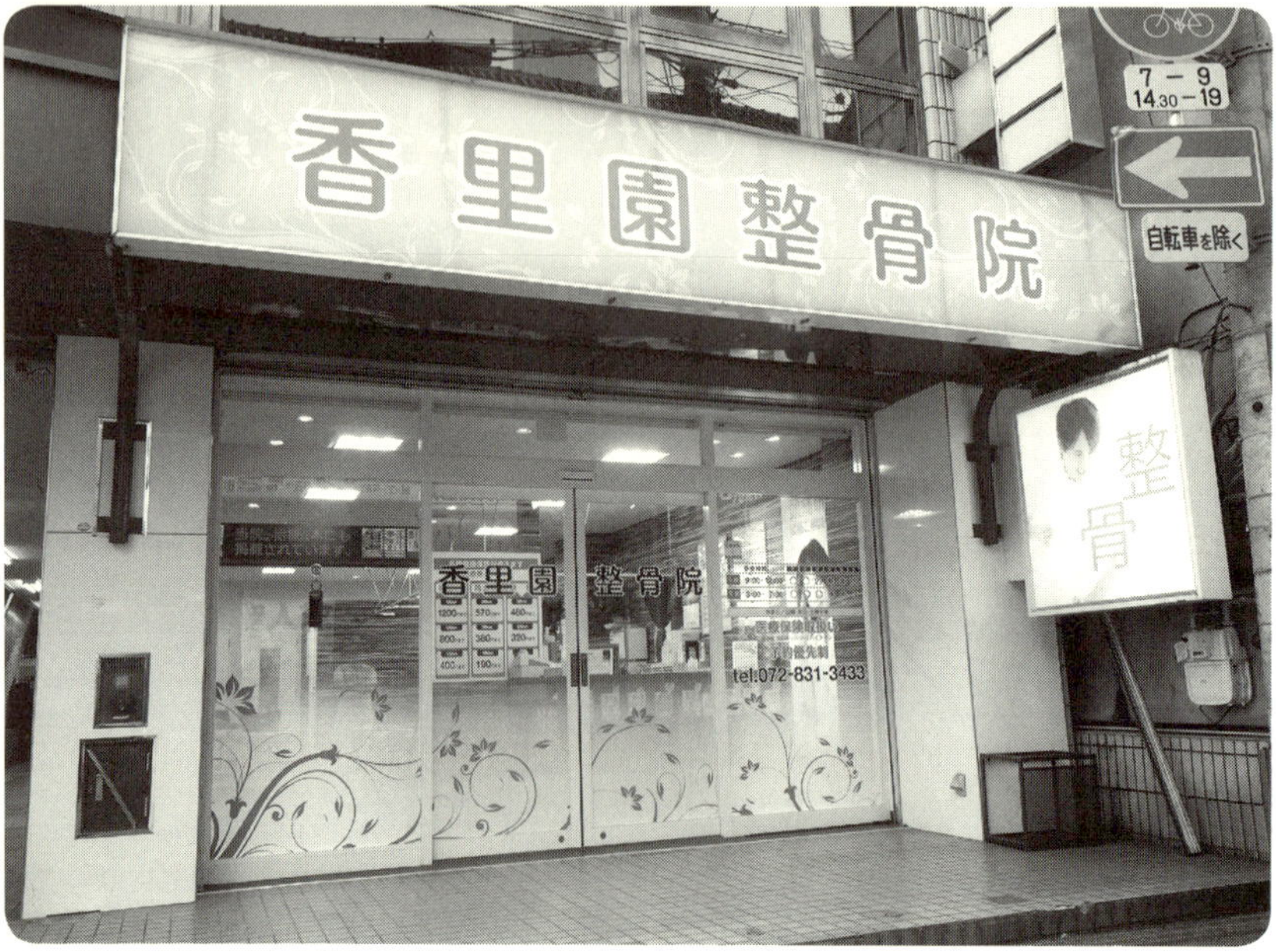

スタッフの真摯な態度が患者の心の扉を開いていく

診療時間

月～金　9:00～12:00　15:00～19:30
土　9:00～13:00
休診日　日曜日、祝日

香里園整骨院

〒572-0084 大阪府寝屋川市香里南之町32-5
Tel. 072-831-3433
https://kourien-seikotsu.com/

院へのアクセス

電車ご利用の場合

京阪線「香里園」駅より
徒歩5分

近年、アスリートなど鍛えて話題になっている「インナーマッスル」という筋肉を知っているだろうか？　関節の安定や内臓の安定に働きにも大きな力を発揮する身体の深い層にある筋肉を指す。変形性膝関節症にも深い関係を持つ骨盤や背骨の安定にも、重要な役割を果たしている。

膝関節の痛みは身体全体の歪みが根本原因であることが多いため、骨格と深部の筋肉の両方を治療することが望ましい。しかし深部の筋肉は、治療しにくいという特徴がある。しかし香里園整骨院が実施する「Ｂ＆Ｍ式トリガーポイント」は、深部の筋肉のバランスを横から触って調整する施術のため、体幹も含めて身体全体のバランスを整えることができる。

深い部分にある筋肉がバランスを取り戻すことで、歪みで圧迫されていた神経や血液の流れが正常に戻り、炎症が消え、痛みを解消していくことも少なくない。

変形性膝関節症の根本原因である骨格と深部の筋肉の両方に働きかける香里園整骨院の施術は、口コミなどでも評判となっている。痛みが強くなると体重増加など、より状態が悪化してしまうので、悩んでいる人はぜひ試してもらいたい施術である。

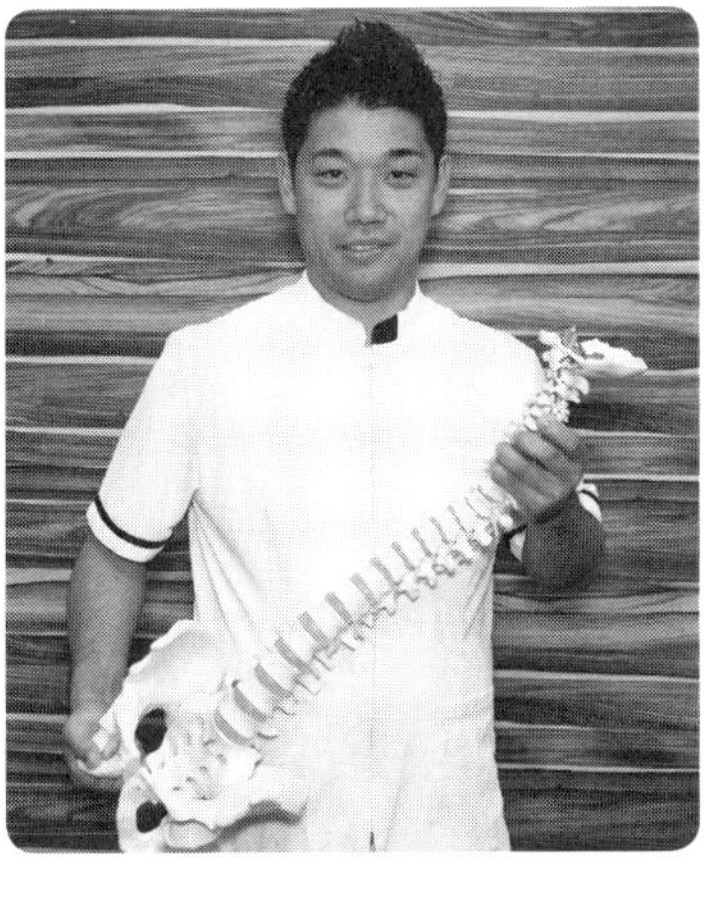

馬越 啓一 先生

プロフィール

●まごし けいいち

1981年京都生まれ。整骨院の専門学校を卒業後、数々の治療を学び、京都市にかつら整骨院を開業。以降11年間に京都・大阪・兵庫など全国に37院を開院。サンキューグループの代表として活躍している。各37の整骨院とともに地域の一番人気院として業績を上げている。B&M背骨ゆがみ矯正法を開発し「1回で効果が実感できる」と好評。現在では全国各地からその技術・経営法などを学びに来る先生方も多い。

小倉駅前整骨院

変形性膝関節症の患者が苦労するのが歩行時の痛みである。座っての移動ならどうにかなるが、長い時間の歩行となるとそれだけで整骨院への足が遠のくだろう。ラクに通ってもらいたいからこそ、駅から徒歩1分の距離にある。

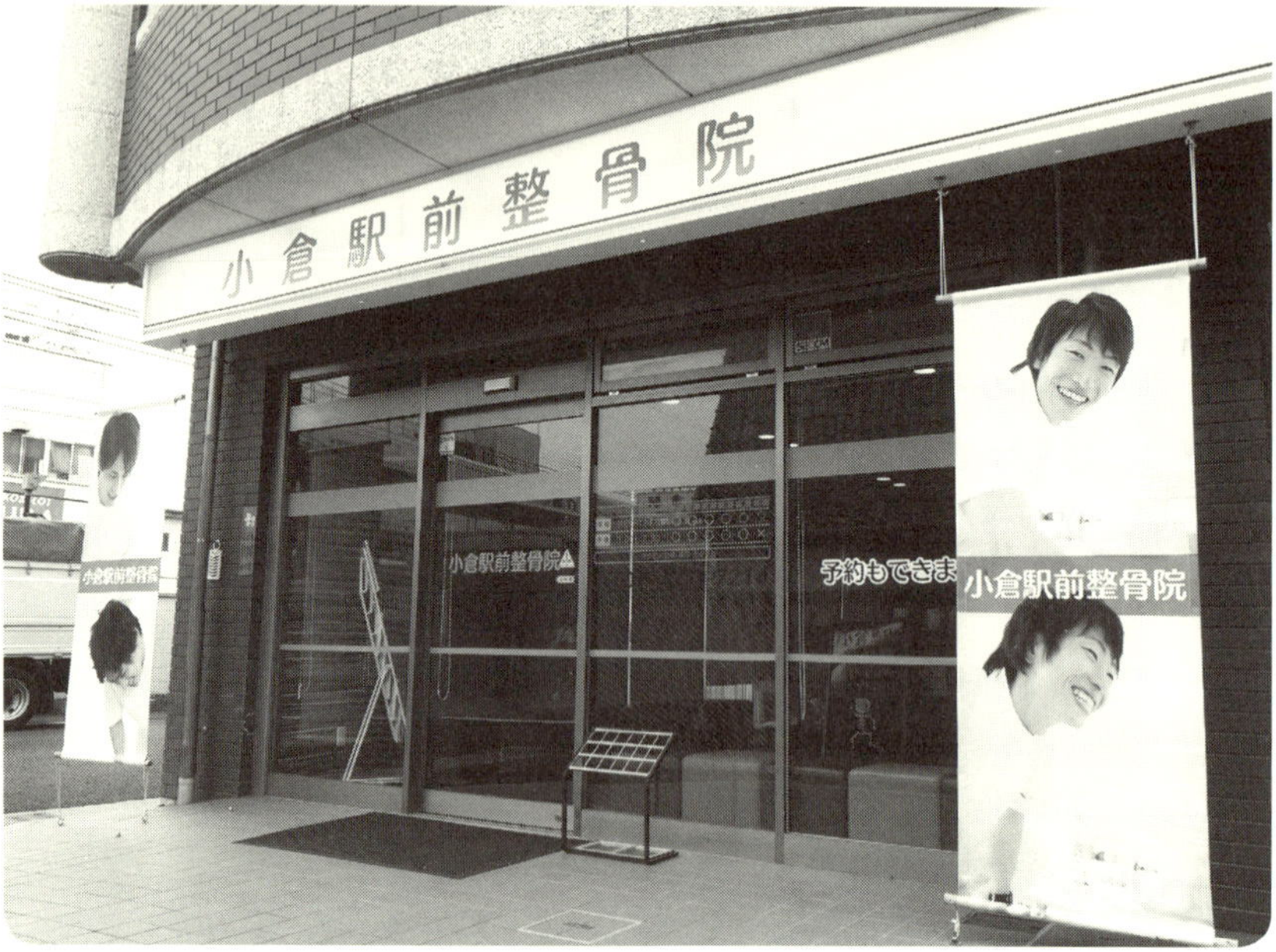

まさに駅前店！
患者ファーストの思いに溢れた整骨院

診療時間

月～金　9:00～12:00　15:00～19:30
土　9:00～13:00
休診日　日曜日、祝日

小倉駅前整骨院

〒611-0042 京都府宇治市小倉町神楽田11-1
Tel. 0774-21-7214
https://ogura-seikotsu.com/

院へのアクセス

電車ご利用の場合
阪急「小倉」駅より
徒歩1分

膝痛に悩んでいるのであれば、気持ちの良い治療院・病院に通ってほしい。近年、痛みがずっと続く「慢性疼痛」と脳の関係が明らかになってきている。例えばストレスなどが原因で機能しなくなる神経の一つに過剰な痛みを抑制するものがある。この神経が働かないと小さな刺激でも激しい痛みとして感じてしまうという。

慢性疼痛とメンタルの関連性は、まだ研究途上だが、よりストレスを感じない環境、元気が湧いてくるような環境で治療することがプラスに働くことは間違いない。

また変形性膝関節症は運動療法を実施することが多いため、身体を動かすモチベーションが上がるような環境を構築できるのかが、とても重要となってくる。健康のために運動したいと患者に感じさせ、健康を取り戻すための運動や生活改善に寄り添ってくれる人と出会えるかは、症状を改善する大きなポイントだ。

小倉駅前整骨院が気を配っているのは、駅からの距離だけではない。施術方法はもちろん、スタッフの身だしなみから声掛けまで、いかに患者が気持ちよく治療を受けられるのかを徹底的に考えている。患者の痛みを取り、生活の質をよくするために努力を続けた結果でもある。

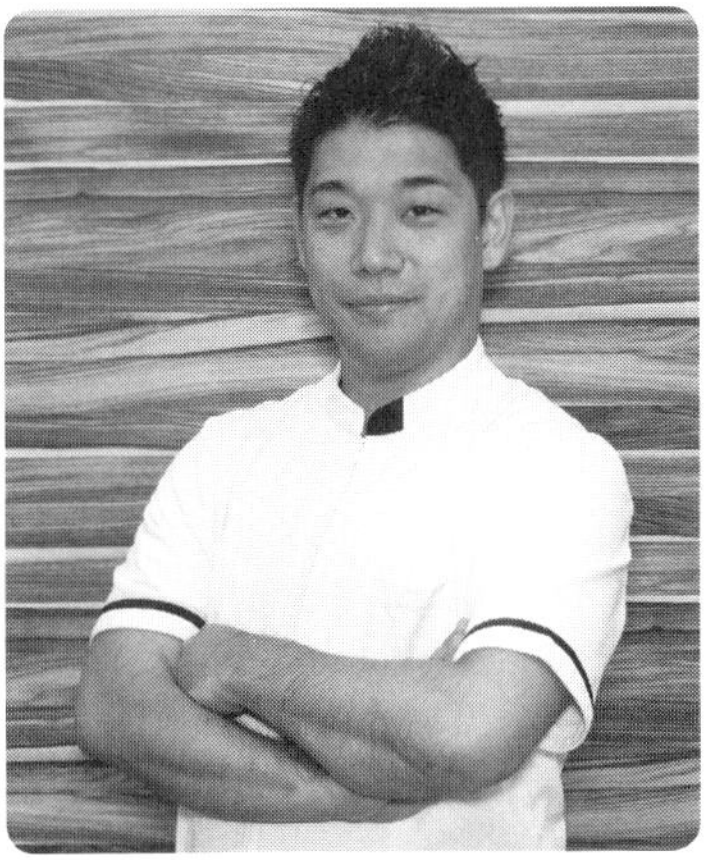

馬越啓一 先生

プロフィール

●まごし けいいち

1981年京都生まれ。整骨院の専門学校を卒業後、数々の治療を学び、京都市にかつら整骨院を開業。以降11年間に京都・大阪・兵庫など全国に37院を開院。サンキューグループの代表として活躍している。各37の整骨院とともに地域の一番人気院として業績を上げている。B&M背骨ゆがみ矯正法を開発し「1回で効果が実感できる」と好評。現在では全国各地からその技術・経営法などを学びに来る先生方も多い。

三条大宮整骨院

西洋医学のよいところと東洋医学のよいところを組み合わせながら、自らの体調を管理していくのは、日本人にとって珍しい話ではない。西洋医学で原因不明なケースも多い膝痛は、東洋医学に非常に向いている部分もありそうだ。

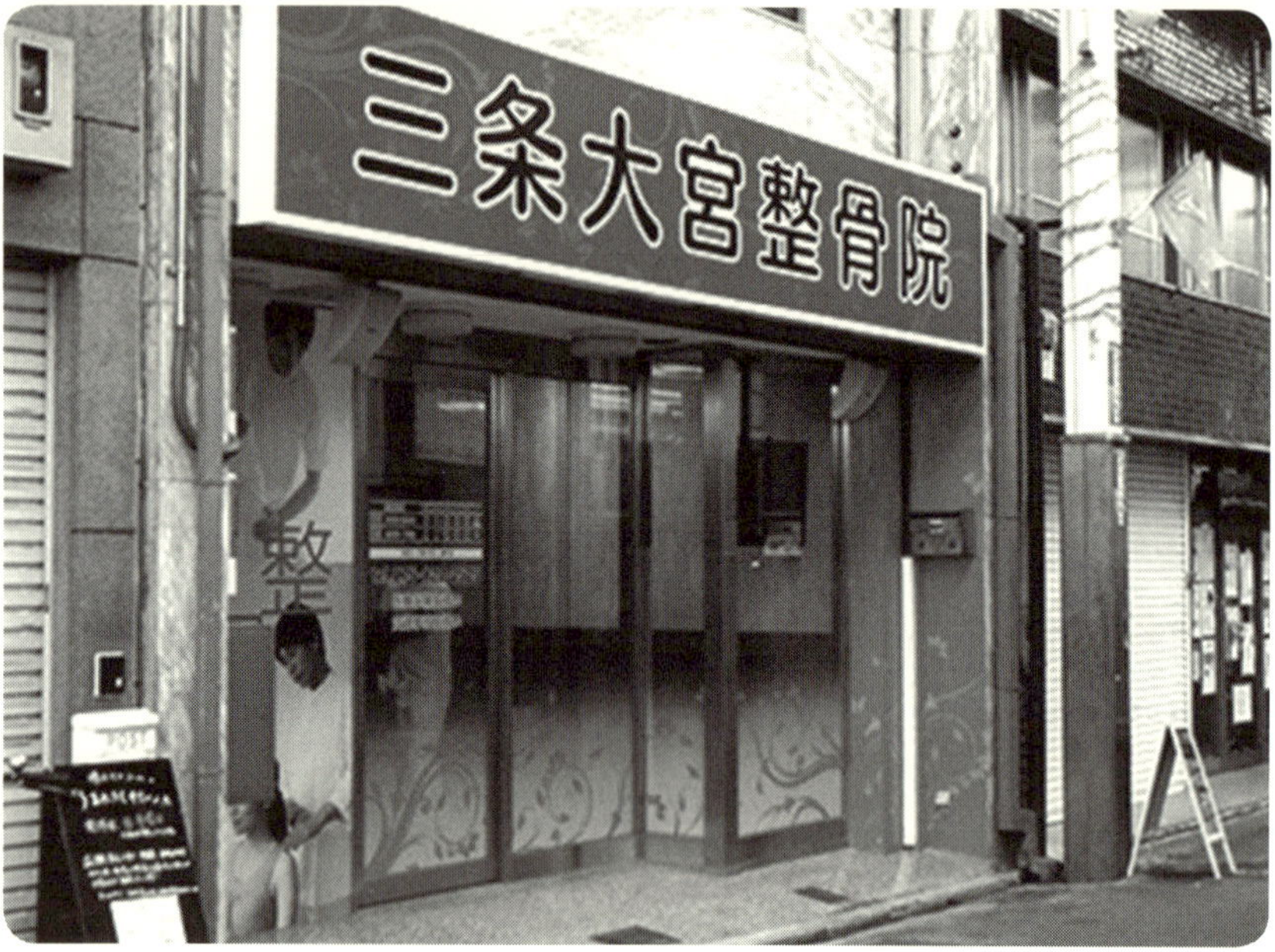

膝痛がなかなか収まらないなら
とにかく三条大宮整骨院で施術を！

診療時間

月～金　9:00～12:00　15:00 ～19:30
土　9:00～13:00
休診日　日曜日、祝日

三条大宮整骨院

〒567-0829 京都府京都市中京区今新在家西町 20
Tel. 075-822-2525
http://sanjou-seikotsuin.com/

院へのアクセス

電車ご利用の場合

JR「二条」駅より
徒歩8分
東福電鉄「四条大宮」駅
より徒歩8分

痛みがどうして起きるのかは、よくわからないことが多い。慢性腰痛のじつに85％は原因不明で、ＭＲＩやＣＴなどで画像検査しても原因が見つからないと言われる。膝痛も膝の状態と痛みが一致しないケースが少なくない。

そうした痛みの原因を手技で感じ取り、治療してきたのが整骨院である。ただ整骨院によって施術の方法はまちまちで、その原因についても見解が分かれている。それゆえ実際に整骨院などで施術を受けた患者が、どれだけ治ったのかが痛みの原因を考える上では有効だろう。

「Ｂ＆Ｍ背骨ゆがみ矯正法」で施術を行う三条大宮整骨院は、骨格の筋肉のバランス崩れに原因を見出し、深部の筋肉の調整などによって膝痛治療に大きな成果を上げている。そもそも膝に深く関連しているのが腰であり、腰を痛めたことで膝が悪くなってしまったケースも少ない。そして腰の状態を改善に背骨を調整するのが近道であり、結果として「Ｂ＆Ｍ背骨ゆがみ矯正法」は膝治療に高い効果を発揮する。

傷んだ箇所を分析するのではなく、トータルでバランスを整えていく整骨院の治療方針は原因のハッキリしない膝の痛みに対しては、かなり有効に働くようだ。

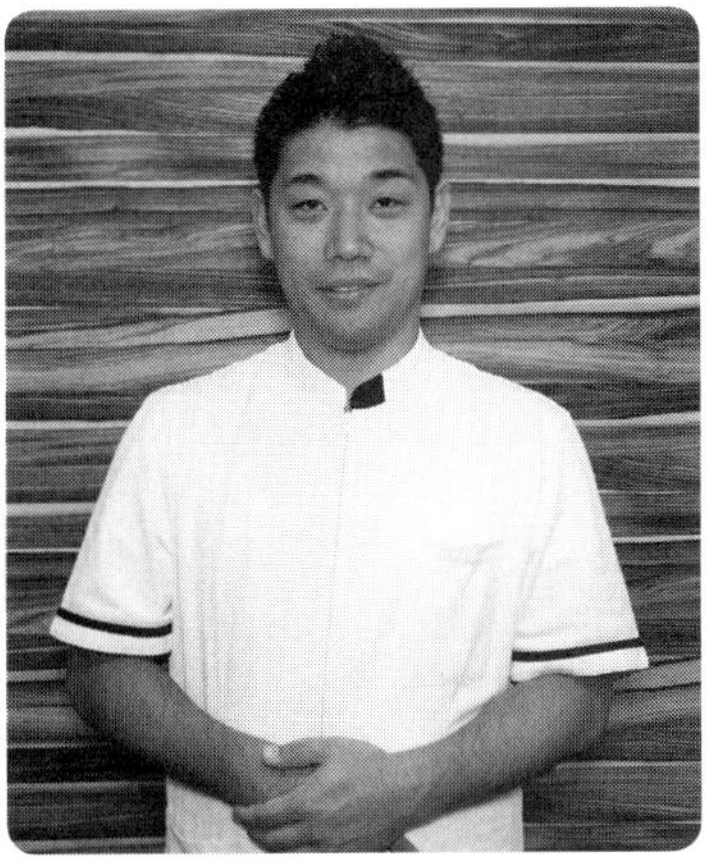

馬越啓一 先生

プロフィール

●まごし けいいち

1981年京都生まれ。整骨院の専門学校を卒業後、数々の治療を学び、京都市にかつら整骨院を開業。以降11年間に京都・大阪・兵庫など全国に37院を開院。サンキューグループの代表として活躍している。各37の整骨院とともに地域の一番人気院として業績を上げている。B&M背骨ゆがみ矯正法を開発し「1回で効果が実感できる」と好評。現在では全国各地からその技術・経営法などを学びに来る先生方も多い。

庄内整骨院

変形性膝関節症の痛み軽減に大きな力を発揮する筋肉。その筋肉にもしっかりと働きかける施術が、庄内整骨院にはある。わずか6回の治療で、効果が体験できるという即効性も高い評判を呼んでいる。

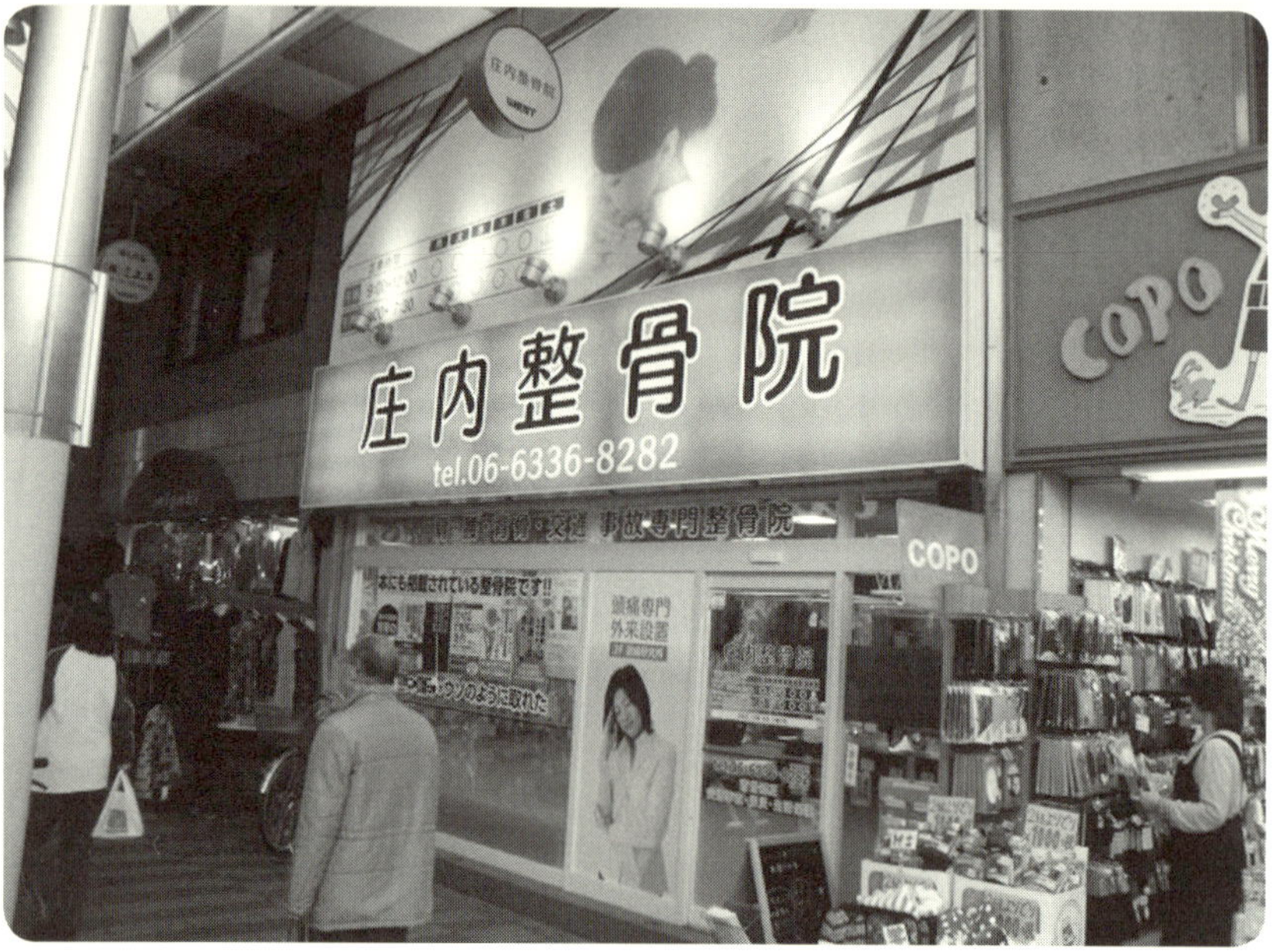

やっかいな膝の痛みを 背骨と筋肉の調整によって解消する

診療時間

月～金　9:00～12:00　15:00～19:30
土　9:00～13:00
休診日　日曜日、祝日

庄内整骨院

〒567-0829 大阪府豊中市庄内西町 3-1-21
Tel. 06-6336-8282
https://shonai-seikotsu.com/

院へのアクセス

電車ご利用の場合

阪急「庄内」駅より
徒歩1分

変形性膝関節症に悩む人の男女比は1：4である。これは閉経にともなうホルモン低下によって筋力が弱ってしまうからとも言われている。じつは痛みの軽減に筋力の維持は大きな役割を果たしている。

実際、変形性膝関節症を進行させないためにも、ストレッチや運動、筋力アップにっ有効なEMS機器が推奨されている。

しっかりした筋肉があれば、膝の屈伸もスムーズに行われ、軟骨の消耗も少なくなるらしい。筋肉のバランスの崩れは膝周辺だけで起きるわけではない。だからこそ根本的な治療は、身体全体のバランスを整える必要がある。

馬越先生が開発した「B&M背骨ゆがみ矯正法」は背骨の歪みを正し、そのうえで筋肉の深部のバランスを取り戻していく施術法である。だからこそ全身のバランスを調整する必要のある変形性膝関節症に大きな力を発揮する。

即効性があるため動けない期間を短くし、筋力が維持できるという強みも持っている。骨の変形が少なければ少ないほど施術後の回復もよい。痛みを感じたらできるだけ早く来院して施術を受けてほしい。

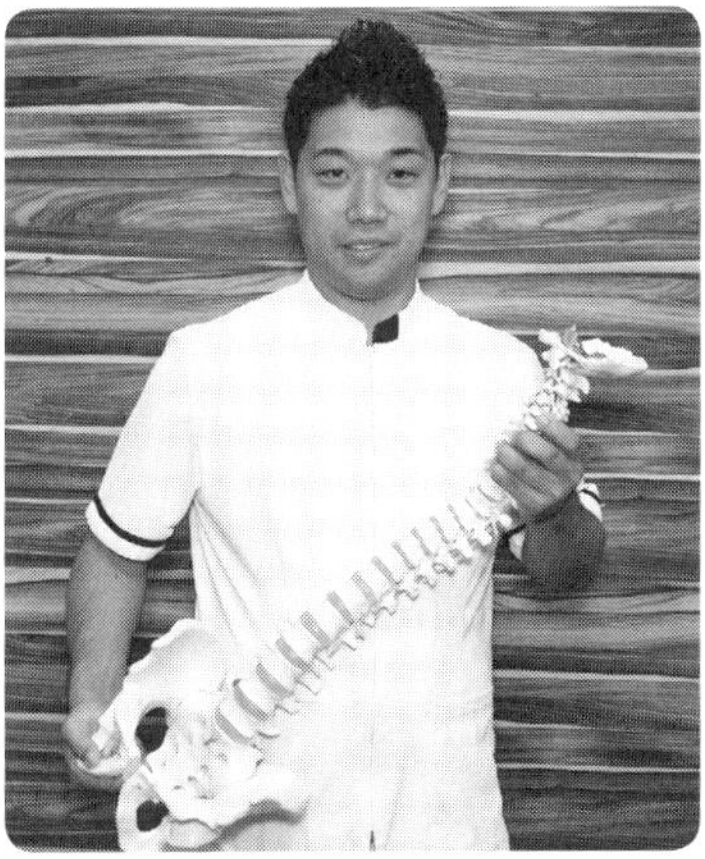

馬越啓一 先生

プロフィール

●まごし けいいち

1981年京都生まれ。整骨院の専門学校を卒業後、数々の治療を学び、京都市にかつら整骨院を開業。以降11年間に京都・大阪・兵庫など全国に37院を開院。サンキューグループの代表として活躍している。各37の整骨院とともに地域の一番人気院として業績を上げている。B&M背骨ゆがみ矯正法を開発し「1回で効果が実感できる」と好評。現在では全国各地からその技術・経営法などを学びに来る先生方も多い。

湘南ひらつか整体院

院長自身がスポーツで膝を壊した経験があり、膝の痛みの不安はよく理解している。だからこそ病院や整形外科などに1ヵ月以上通っても改善傾向が見られない人には、来院して不安を解消してほしいと願っている。

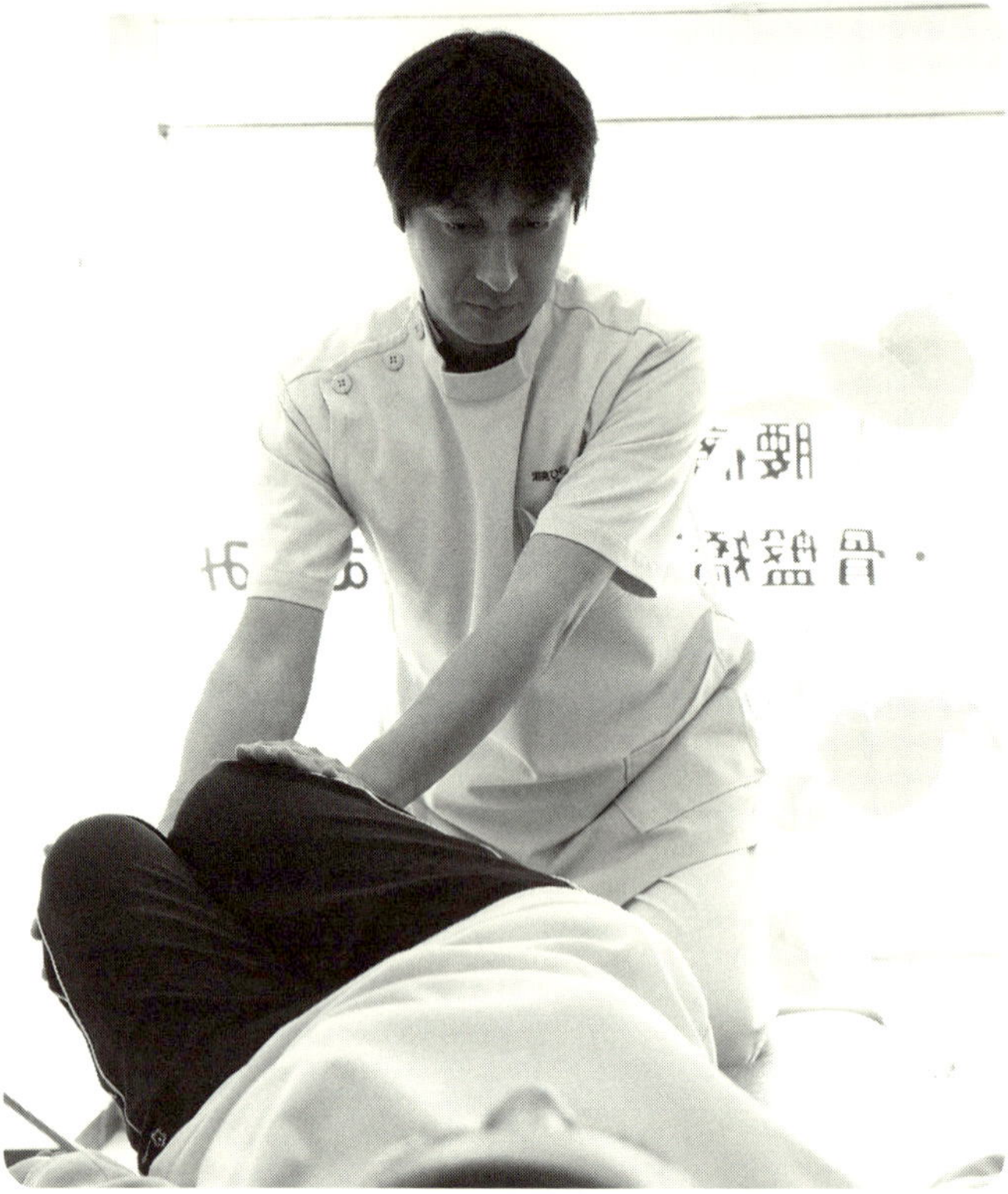

女性整体師の在籍などにより女性が来院しやすい人気整体院！

診療時間

月～日　9:00～20:00
休診日　不定休

湘南ひらつか整体院

〒254-0035 神奈川県平塚市宮の前5-24門倉第二ビル103
Tel. 0463-22-1184
https://www.shonan-hiratsuka-seitai.com/

院へのアクセス

電車ご利用の場合
JR東海道線「平塚」駅より
徒歩5分

お車ご利用の場合
〈駐車場のご案内〉
コインパーキング1時間分を
当院で負担

気軽に相談でき通いやすい「かかりつけ」の整体院になるため、患者とのコミュニケーションを重視。特に20～60歳代の女性が来院しやすいようにアロマを炊き、緑あふれる明るく爽やかな院内環境を整えている。また、男性に施術されるのに抵抗ある方のために、女性の整体師も在籍している。

また痛みを取りたくて来院している患者に、痛い施術はしたくないとの思いから、痛みのない優しい刺激の施術を行っている。

施術は、独自に開発された全身&骨盤バランス整体。カイロプラクティック、頭蓋骨や内臓を調整するオステオパシー、筋肉や筋膜を調整するトリガーポイント療法、ストレッチ・ヨガ・ピラティスなどのセルフケアのパーソナル指導を組み合わせた「全身&骨盤バランス整体」を行う。

変形性膝関節症については、３ヵ月以上整形外科や整骨院に通っても、ほとんど改善しなかった膝痛を抱え、しゃがむこともまったくできなかった患者が、６～12回の施術でまったく不便なく日常生活を送れるようなった事例が１００を超える。再発防止のため体操や筋トレの指導にも力を入れている。

早川 直樹 先生

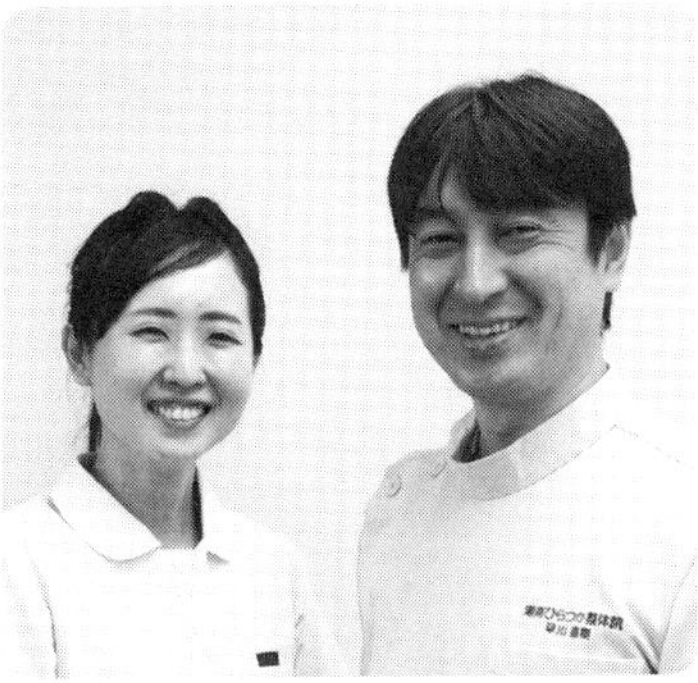

プロフィール

●はやかわ なおき

1970年福岡県出身。九州大学工学部、大川カイロプラクティック専門学院を卒業後、2008年に開業。高校時代、腰椎分離症・椎間板ヘルニアを患い、近所の整骨院に半年通っても改善せず、サッカー部を退部せざるを得ない経験がある。その後、腕のある整体師と出会い、腰痛の原因が脚だと知らされ、3回の治療で腰痛が嘘にように改善した。そうした経験から身体に興味を持つようになり、整体師となったという。

鍼灸整骨院 いずみ

プロスポーツ選手や世界大会に出場するアスリートからもあつい信頼を獲得している治療である。整形外科や整骨院で手技を磨いてきた結果、口コミだけで遠方から患者が来院する人気整骨院となっている。

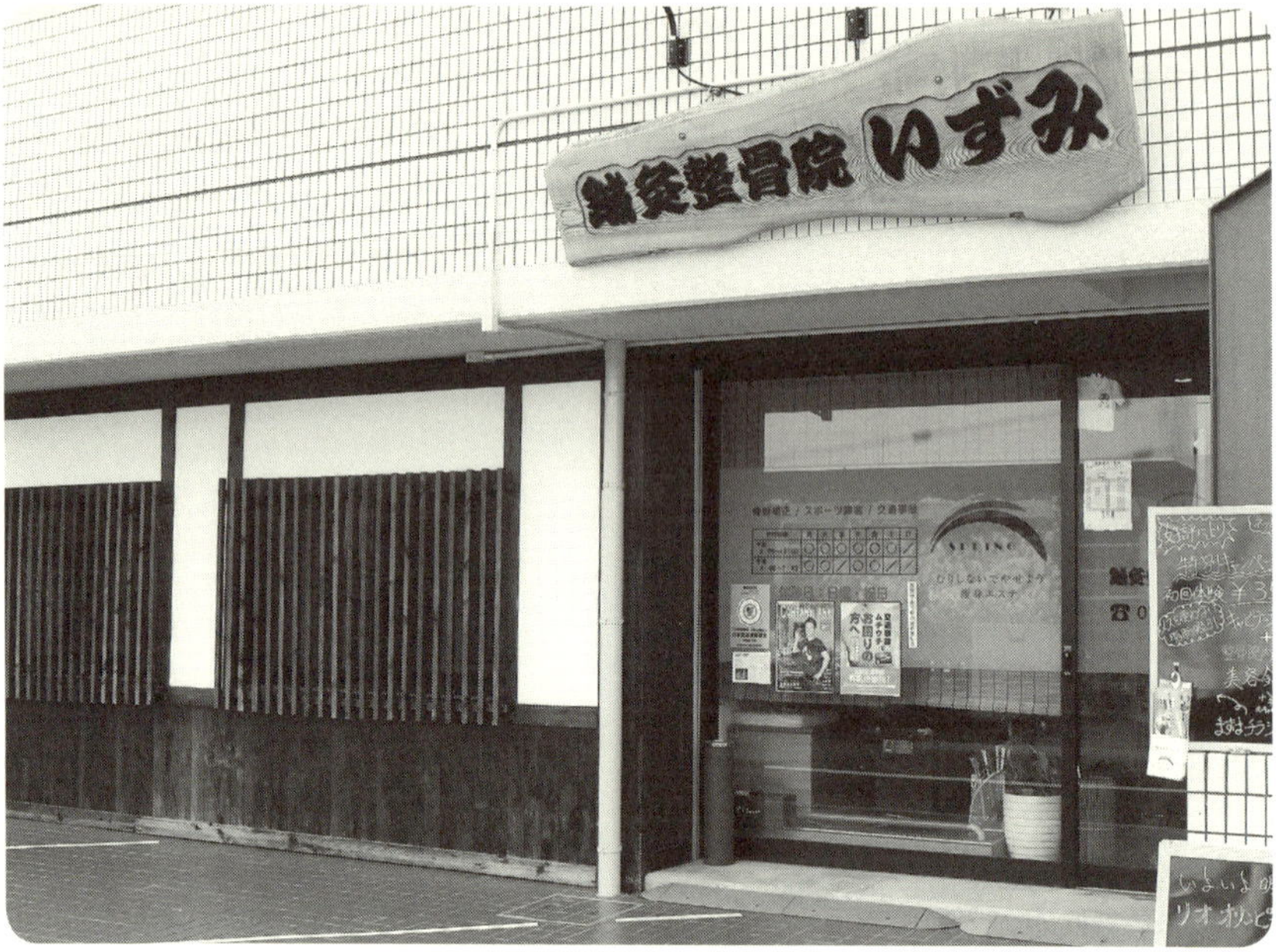

基本となる施術法を進化させ 圧倒的な治療実績を誇る整骨院

診療時間

月火木金	9:00～12:00　16:00～19:45
水・土	9:00～12:00
休診日	日曜日、祝祭日

鍼灸整骨院 いずみ

〒664-0007 兵庫県伊丹市北野2-117リーフ北野102
Tel. 072-777-8935
http://8935izumi.com/

院へのアクセス

電車ご利用の場合

伊丹市営バス「西池」バス停から徒歩２分

お車ご利用の場合

「宝塚I.C」より大阪方面、荒牧交差点を右折後、万代スーパーより1分

〈駐車場のご案内〉
契約駐車場２～３台有・
三井のリパーク(サービス券を発行)

整形外科と整骨院で13年間にわたって手技を磨いて開業した。ズレたままの骨盤を正しい位置に戻してバランスをよく滑らかに動くようにする「Re:YM骨盤矯正」。東洋医学経絡療法を基本に独自の知識と経験を組み込んだ「我流皮内鍼法」。スポーツ選手などが試合に出場しながらも悪化せず、早期回復なども見込める「ＭＤスポーツテーピング」。スポーツマッサージを基礎とし、施術なかで改良を重ねた「スポーツＨＴ療法」。泉院長が開発した手技が多いのも特徴である。その効果は口コミで広まり、複数のプロスポーツ選手や世界大会に出場するアスリートも通っている。

変形性膝関節症の患者としては、整形外科で何度も水を抜いた方が来院。初回は電気治療と我流皮内鍼・アイシングで炎症を抑えることに成功し、1週間後には歩行時の痛みがなくなった。その後、階段を下るときに感じていた痛みも徐々に消えていったケースなどが報告されている。

施術者だけが治療を理解するのではなく、患者も納得できるよう丁寧に説明することに力を注いできた。こうした姿勢も共感を呼び、知人や家族への紹介によって患者数が増えている。予約優先性のため、早めの予約が必須である。

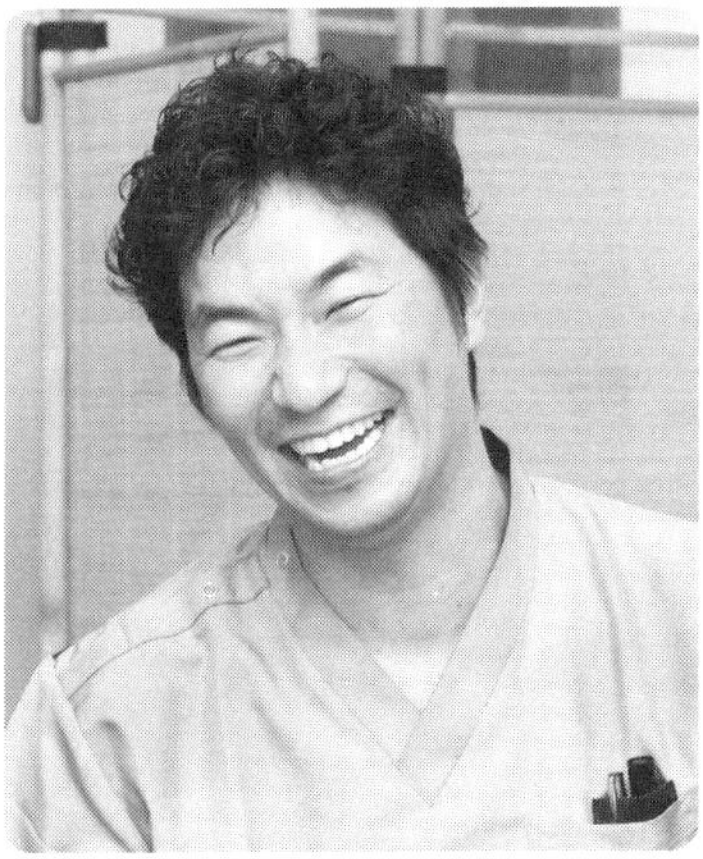

泉 景司 先生

プロフィール

●いずみ けいじ

1976年兵庫県出身。鍼灸・柔整ともに森ノ宮医療学園専門学校を卒業後、2008年11月に開業。患者が治療を辛いと思うことなく、楽しんで受けてもらい、さらに身体も心も軽くなって帰宅することを目標としている。口コミでの来院する患者が多く、患者同士が知り合いのことも多い。患者も納得した中で治療を行うよう力を尽くしており、「施術者と患者とで一緒に治して行こう!」をモットーとしている。

新小岩ルミエール整骨院

手術を提案された不安から変形性膝関節症の患者が来院することも多い新小岩ルミエール整骨院。「B&M背骨ゆがみ矯正法」によって痛みが軽減されたことを実感し、定期的に来院する人が増えているという。

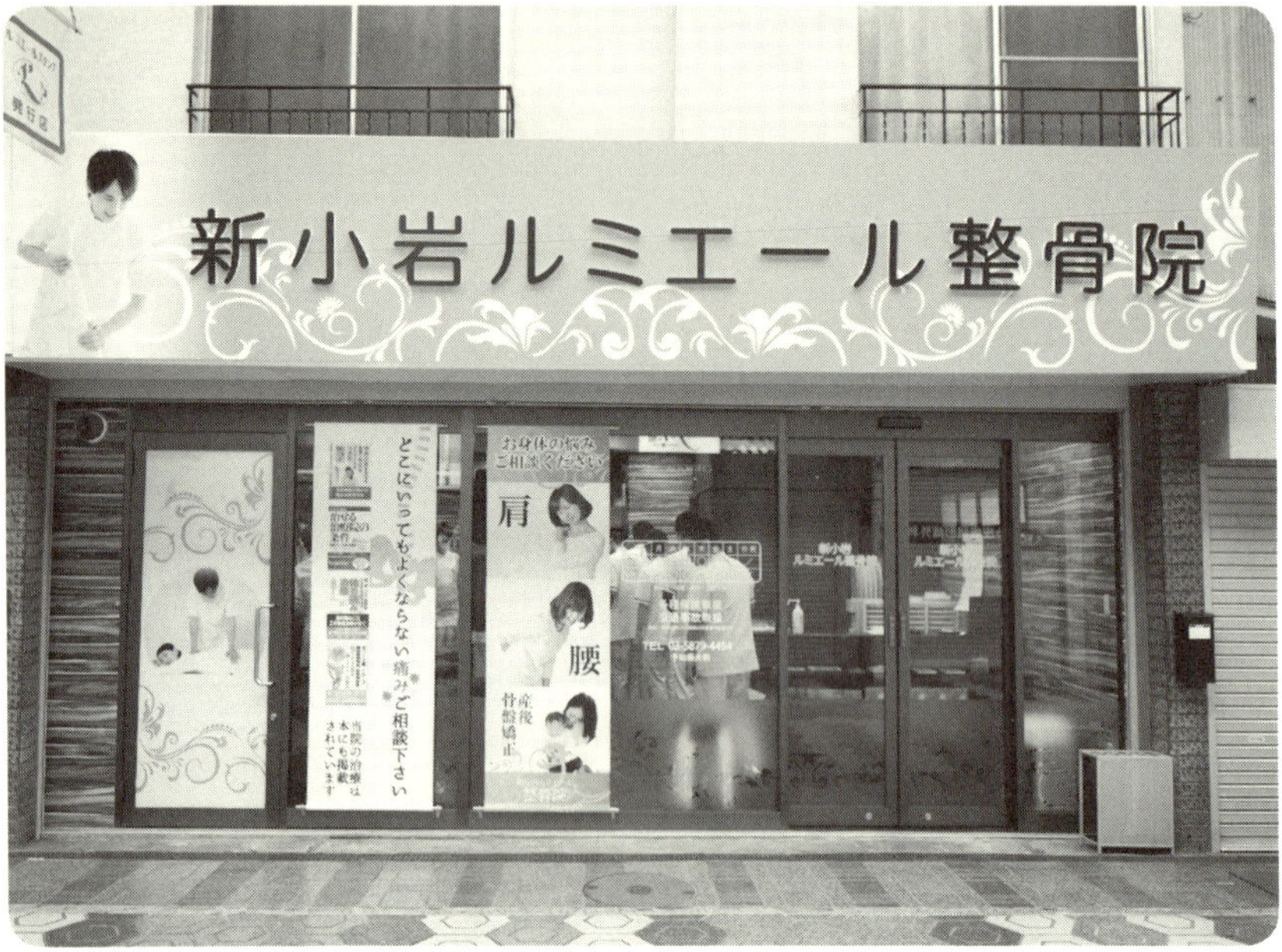
新小岩ルミエール整骨院
どこにいってもよくならない痛みご相談下さい
肩
腰
産後
骨盤矯正

「B&M背骨ゆがみ矯正法」で膝痛の根本的な原因を解決する

診療時間

月〜金　9:00〜12:00　15:00〜19:30
土　9:00〜13:00
休診日　日曜日、祝日

新小岩ルミエール整骨院

〒124-0024 東京都葛飾区新小岩1-52-1
Tel. 03-5879-4454
https://shinkoiwa-seikotsu.com/

院へのアクセス

電車ご利用の場合

JR「新小岩」駅より
徒歩6分

近年人気が高まっている新小岩駅は、総武線で千葉県に最も近い駅となる。新小岩ルミエール整骨院は、そんな駅から徒歩3分の好立地にある。

新小岩ルミエール整骨院が駅近にあるのは、痛みを抱える患者を来院のために歩かせるのは間違っているという馬越先生の思いを体現したからだ。たしかに膝痛を持っている人が、20~30分も歩くのはキツイだろう。

変形性膝関節症は初期の段階では、歩き出そうとしたときに痛みがはしるものの、すぐに痛みが消えることが多い。

しかし中期ともなると、身の回りのことは何とかできるが、歩いていても痛みが続き、正座などは難しくなる。後期となると痛みで普通には歩けない状態となり、日常生活も難しくなってしまう。

手術をしたくないと医療機関を巡るようになる人の中には、中期や後期の人も多く、痛い膝をかばいつつ必死の思いで整骨院を訪れる人も多い。そうした変形性膝関節症の患者が新小岩ルミエール整骨院に通いたいと思う最大の理由は、「B&M背骨ゆがみ矯正法」による痛みの軽減効果だという。

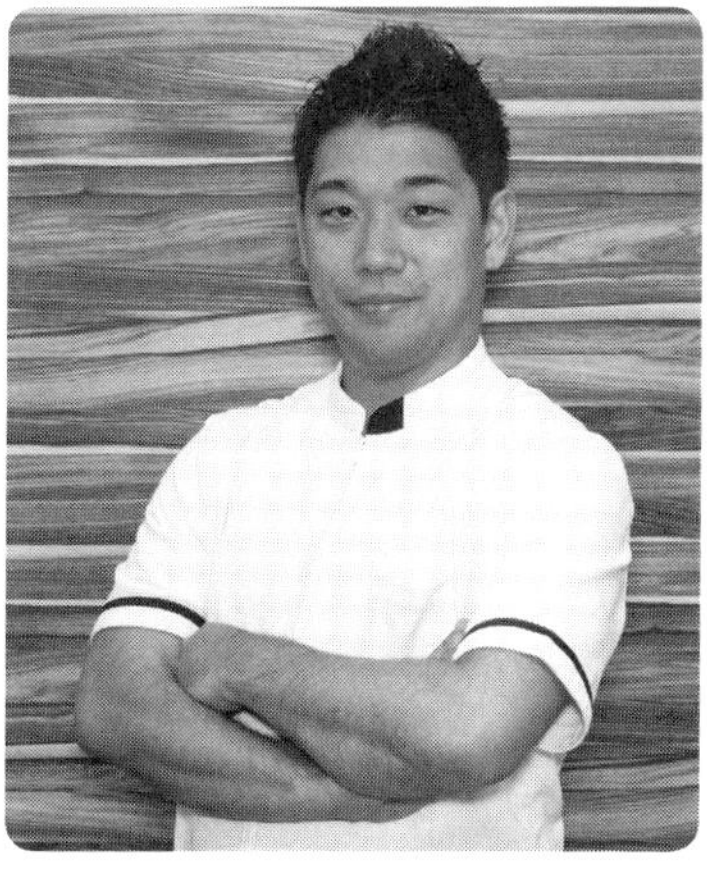

馬越 啓一 先生

プロフィール

●まごし けいいち

1981年京都生まれ。整骨院の専門学校を卒業後、数々の治療を学び、京都市にかつら整骨院を開業。以降11年間に京都・大阪・兵庫など全国に37院を開院。サンキューグループの代表として活躍している。各37の整骨院とともに地域の一番人気院として業績を上げている。B&M背骨ゆがみ矯正法を開発し「1回で効果が実感できる」と好評。現在では全国各地からその技術・経営法などを学びに来る先生方も多い。

杉並高円寺整骨院

整形外科的には外科手術しか解決方法がないとされる変形性膝関節症。しかし膝痛の原因である膝の軟骨を復元できなくても、全身の筋肉と骨格の歪み調整により大幅に痛みを軽減できる事例が、この整骨院には集まってきている。

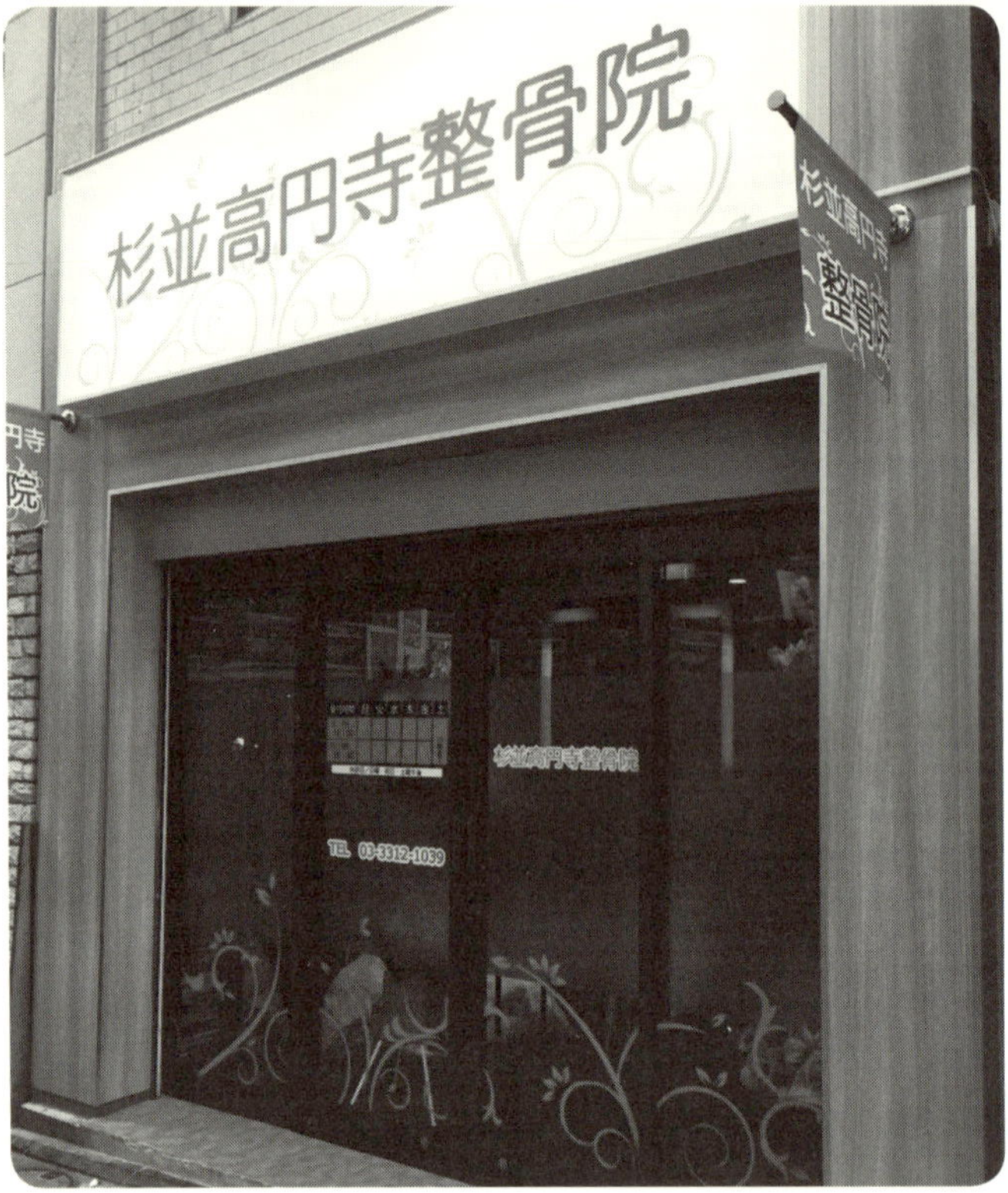

運動療法などに取り組みにくい
膝の痛みを骨の筋肉の調整で解消

診療時間

月～金　9:00～12:00　15:00～19:30
土　9:00～13:00
休診日　日曜日、祝日

杉並高円寺整骨院

〒166-0003 東京都杉並区高円寺南3-58-26
Tel. 03-3312-1039
https://suginami-seikotsu.com/

院へのアクセス

電車ご利用の場合
JR「高円寺駅」駅より
徒歩2分

個性的な店が軒を連ね、「日本のインド」とも称される商店街があるなど、独特な文化を育んできた高円寺駅から徒歩2分。ここに開院したのが杉並高円寺整骨院だ。若者にも人気の街にできた同院は、膝痛にも強いと評判である。

そもそも中高年以上の膝痛の8割を占めるとされる変形性膝関節症は、日常生活に支障が出るほどの痛みになるまでは、薬による痛みの軽減や減量などの体質改善、運動療法などを組み合わせた進行防止と症状の緩和がメインの治療となる。ただ痛みが簡単に収まらないことから、さまざまな病院や整骨院を渡り歩く患者が多くなる。

じつは痛みの軽減に筋肉が大きくかかわっていることは、医療的に当たり前のこととなっている。ただ筋肉の状態がどのように悪化しているのかといった視点は、変形性膝関節症に関連する書籍などで触れられることはないようだ。

杉並高円寺整骨院で行われる深部の筋肉のバランスを取る「B&Mトリガーポイント」は、骨格の歪みによって痛めつけられてきた深部の筋肉を整える手技である。骨格と筋肉の歪みから症状を考える整骨院が、変形性膝関節症に強いのも納得である。

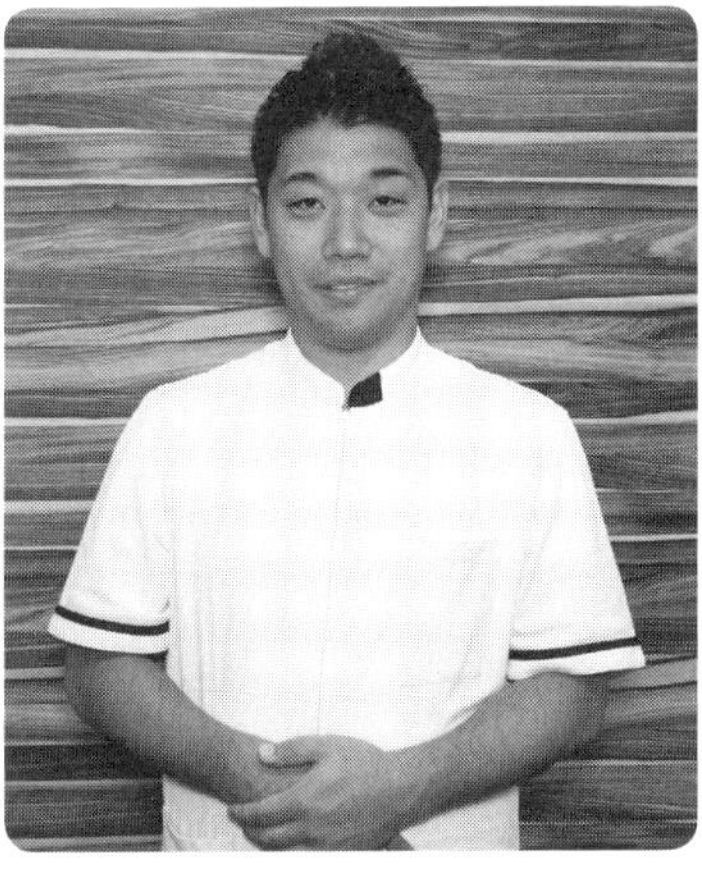

馬越啓一 先生

プロフィール

●まごし けいいち

1981年京都生まれ。整骨院の専門学校を卒業後、数々の治療を学び、京都市にかつら整骨院を開業。以降11年間に京都・大阪・兵庫など全国に37院を開院。サンキューグループの代表として活躍している。各37の整骨院とともに地域の一番人気院として業績を上げている。B&M背骨ゆがみ矯正法を開発し「1回で効果が実感できる」と好評。現在では全国各地からその技術・経営法などを学びに来る先生方も多い。

須磨板宿整骨院

地域一番店として活況を呈している整骨院である。身体全体の歪みを正すことで膝の痛みも軽減していくことを、多くの患者が実感している。地域住民の健康を支える医療機関として年々存在感が増しているようだ。

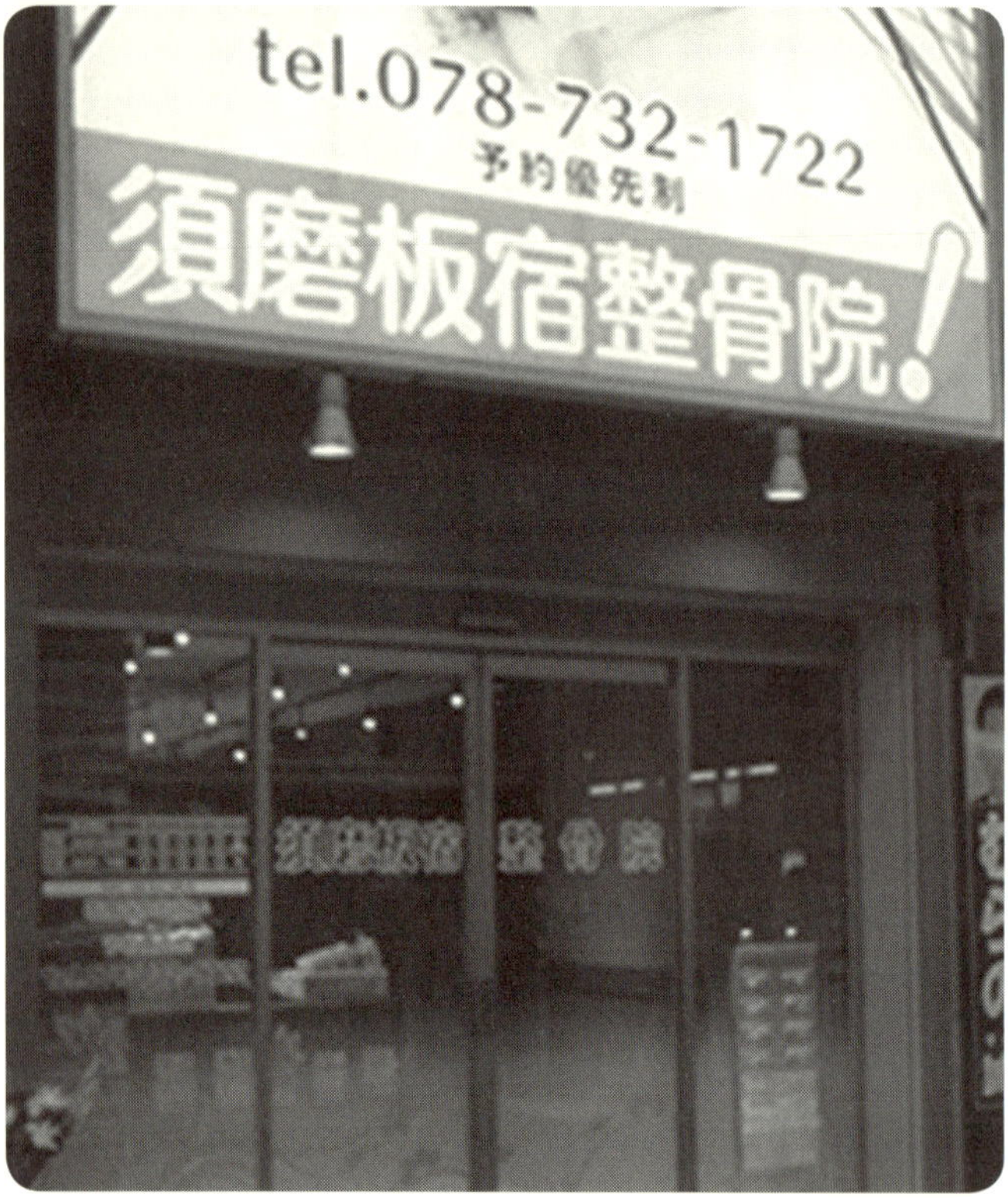

地域住民が気軽に寄れる 地域一番店として人気の治療院

診療時間

月～金　9:00～12:00　15:00～19:30
土　9:00～13:00
休診日　日曜日、祝日

須磨板宿整骨院

〒654-0011 兵庫県神戸市須磨区前池町3-1-10
Tel. 078-732-1722
https://sumaitayado-seikotsu.com/

院へのアクセス

電車ご利用の場合

神戸市営地下鉄西神・山手線「板宿」駅より徒歩５分

JR山陽本線と地下鉄板宿駅からダイエー板宿店に向かうメインストリートを辿れば、ダイエーの目の前に須磨板宿整骨院がある。人通りも多く、夜間の女性の来院も車での来院も心配がない。

変形性膝関節症は加齢とともに患者数は増加していく。さまざまな原因が指摘されているが、体質や骨密度、肥満、ホルモンなどが、この症状に関係しているといわれている。整形外科などでは初期段階の痛みに消炎鎮痛剤だけが処方されるケースがあり、対処療法に不安を持った患者が整骨院などの治療院を訪ね、根本治療を求めるケースは増えている。

須磨板宿整骨院は、情報収集などにも力を入れている治療院だ。変形性膝関節症についても、初期症状から骨が変形してしまったさまざまなケースで、どのような治療効果があったのかを、同業者のネットワークなども使って情報を集めている。

近年、外科などでは症状ごとに執刀数が発表されているので、手術経験が豊富な病院を選ぶ人も増えている。しっかりとした情報を集めることができるスキルや環境づくりも、医療機関にとって必要だろう。

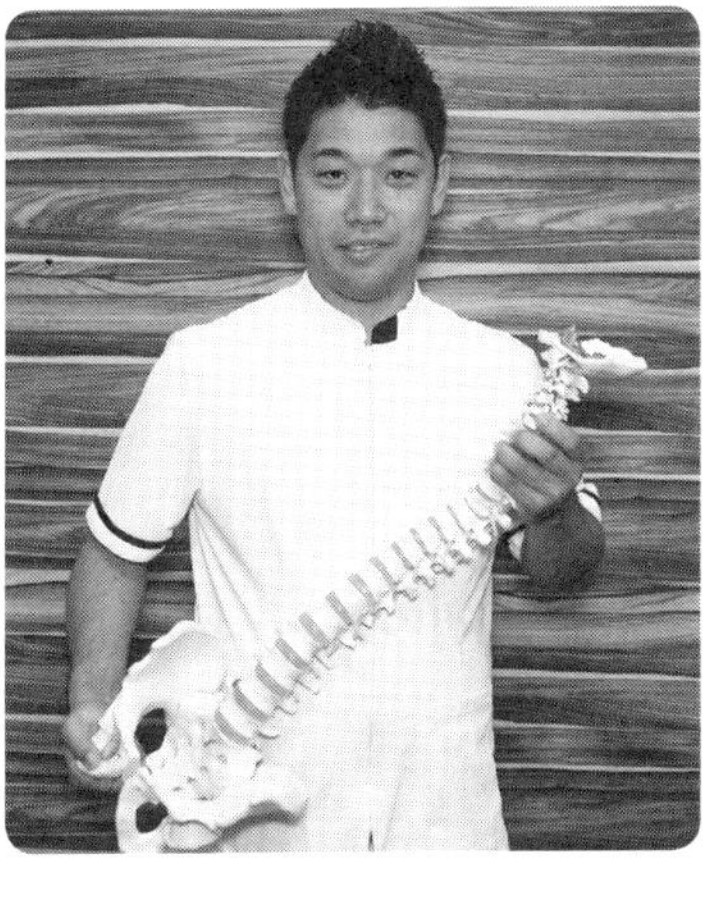

馬越啓一 先生

プロフィール

●まごし けいいち

1981年京都生まれ。整骨院の専門学校を卒業後、数々の治療を学び、京都市にかつら整骨院を開業。以降11年間に京都・大阪・兵庫など全国に37院を開院。サンキューグループの代表として活躍している。各37の整骨院とともに地域の一番人気院として業績を上げている。B&M背骨ゆがみ矯正法を開発し「1回で効果が実感できる」と好評。現在では全国各地からその技術・経営法などを学びに来る先生方も多い。

摂津富田整骨院

50代で膝の痛みに悩まされると、加齢への不安は増してしまう。膝の変形から歩けなくなる不安を解消したいと思う人にとって、高い技術を持つ整骨院で定期的に身体を調整することは、将来に大きな安心感を与える。

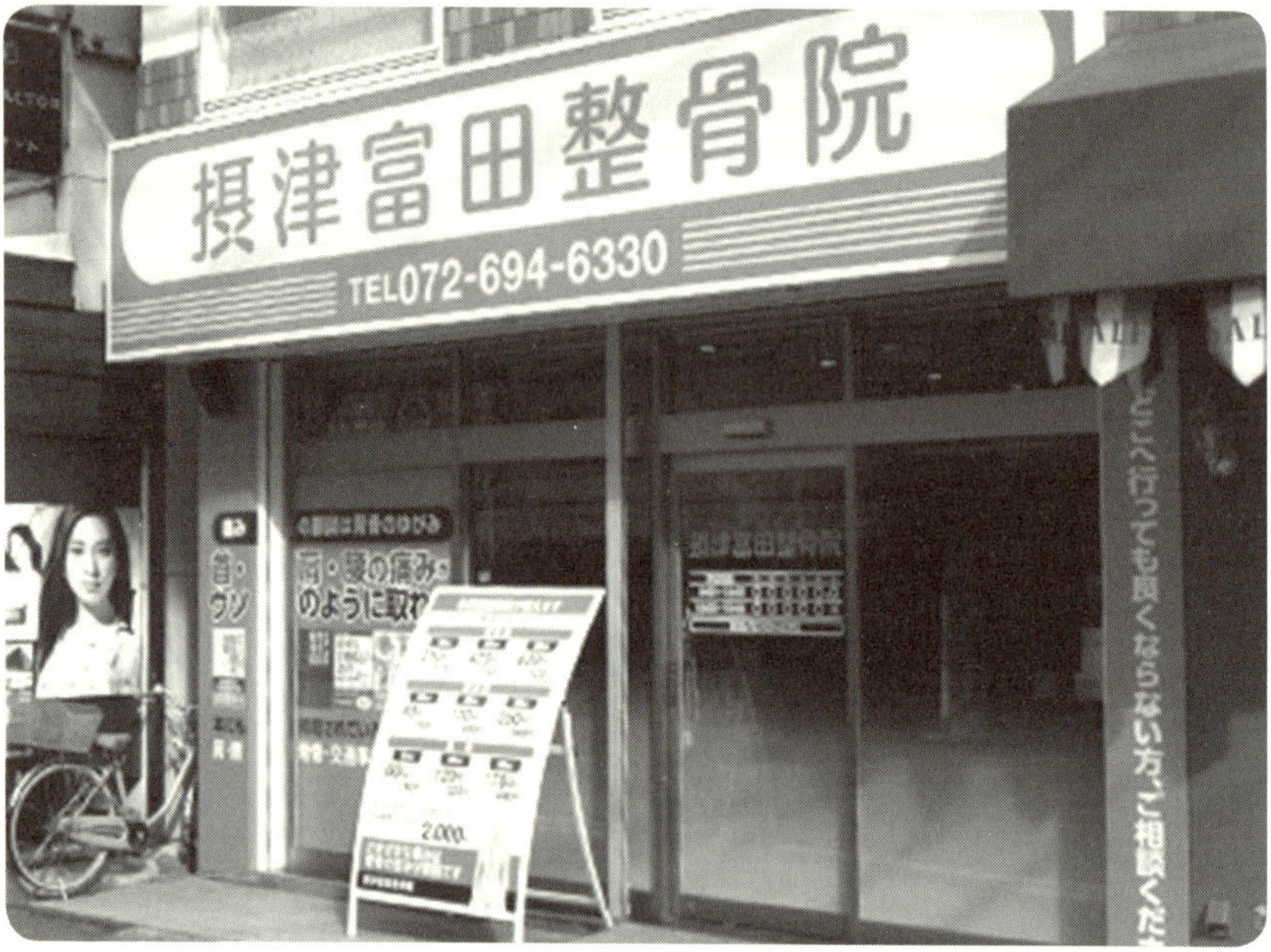

歩けないほど膝痛が深刻な人も
予防として来院する人も

診療時間

月～金　9:00～12:00　15:00～19:30
　土　　9:00～13:00
休診日　日曜日、祝日

摂津富田整骨院

〒569-0814 大阪府高槻市富田町1-8-19
Tel. 072-694-6330
https://tonda-seikotsuin.com/

院へのアクセス

電車ご利用の場合
阪急「富田」駅より
徒歩3分
JR「摂津富田」駅より
徒歩3分

変形性膝関節症の症状は50代以降に多く出ると言われており、老化が原因一つとはいえ仕事や子育てに忙しい最中に膝痛に襲われる人もいる。

摂津富田整骨院は老若男女を問わず、さまざまな年齢層の患者が訪れる大阪の人気整骨院だが、変形性膝関節症の予防のために通っている人もいる。腰痛を放っておいたら膝まで痛くなり、慌てて摂津富田整骨院に飛び込み、全身を調整してもらい腰痛や膝痛に悩まされることもなくなったという。しかし老化によって再発する可能性を感じ、定期的に摂津富田整骨院に通っているのだという。

変形性膝関節症が悪化すると膝関節が変形し歩けなくなる。しかし症状が悪化するのは、骨盤や背骨を含めた全身のバランスが崩れているケースが多い。逆に言えば、身体のバランスを常に整えておけば、老化が進み、膝の軟骨が柔軟性を失っても、膝痛などの症状が出ないことも多い。

変形性膝関節症の症状が進んだ患者にも大きな力を発揮する整骨院だが、膝痛の予防としても成果をあげ続けている治療院でもある。膝が心配だと感じたら、年齢が若くてもぜひ摂津富田整骨院を訪ねてみてほしい。

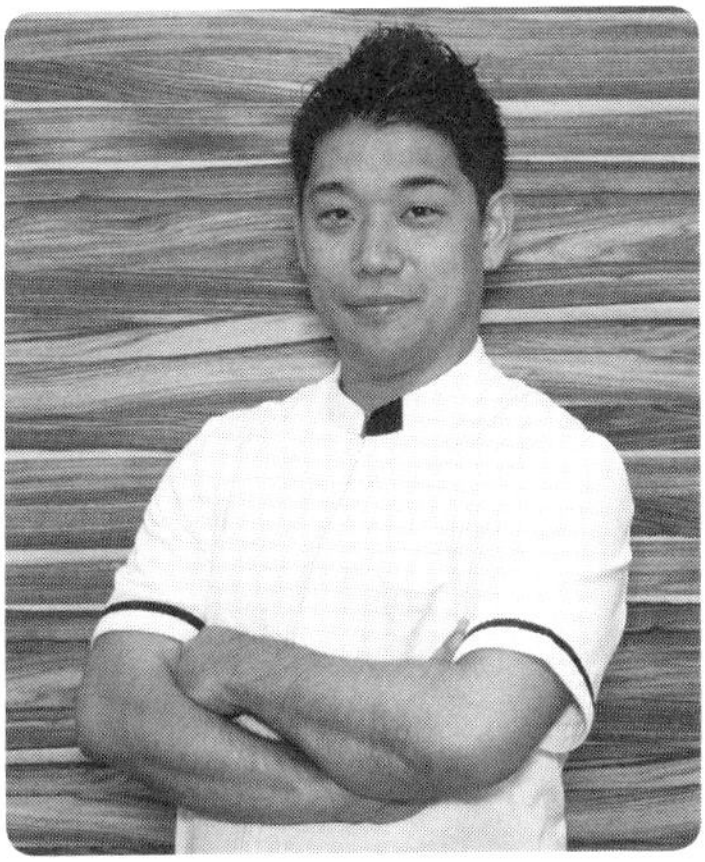

馬越啓一 先生

プロフィール

●まごし けいいち

1981年京都生まれ。整骨院の専門学校を卒業後、数々の治療を学び、京都市にかつら整骨院を開業。以降11年間に京都・大阪・兵庫など全国に37院を開院。サンキューグループの代表として活躍している。各37の整骨院とともに地域の一番人気院として業績を上げている。B&M背骨ゆがみ矯正法を開発し「1回で効果が実感できる」と好評。現在では全国各地からその技術・経営法などを学びに来る先生方も多い。

千林駅前整骨院

同じような悩みを持つ人からの口コミやインターネットなどによる情報拡散で、治療効果の高い医療機関の噂は一気に広まる。千林駅前整骨院も膝に強い整骨院として知られている。すがるような気持ちで来院する患者も少なくない。

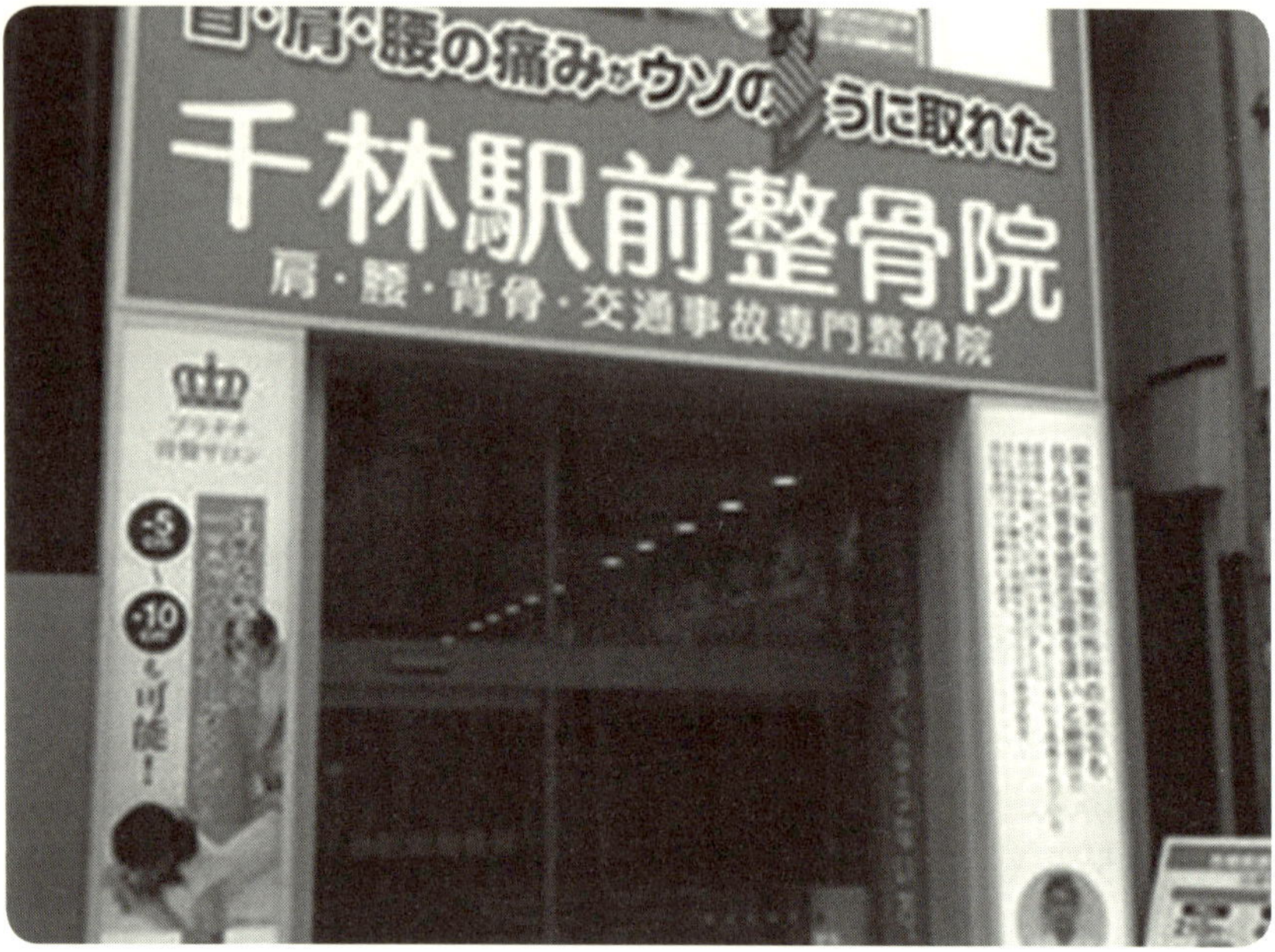

膝の痛みを解消する
最後の砦として広く知られている

診療時間

月〜金　9:00〜12:00　15:00〜19:30
　土　　9:00〜13:00
休診日　日曜日、祝日

千林駅前整骨院

〒567-0829 大阪府大阪市旭区千林 1-10-12
Tel. 06-6855-7234
http://senbayashi-seikotsuin.com/

院へのアクセス

電車ご利用の場合
京阪「千林」駅より
徒歩1分

変形性膝関節症の病院での治療は、消炎鎮痛剤やヒアルロン酸関節内注射などによる薬物治療、運動療法、手術などがある。痛みになどによって歩くのもままならないなど日常生活に支障をきたすようになってから、手術を検討することが多い。変形性膝関節症は症状が進んでしまうと、膝を完全に伸ばすことができなくなり、O脚へと膝関節が変形してしまう。病院や整骨院をジプシー化する患者の多くは、膝痛に苦しむだけではなく、膝の変形にも恐怖を感じているケースが多い。その一方で手術によって治るのか不安にも感じ、メスを入れないで治す方法を模索する。

　膝痛で訪れる患者は、「B&M背骨ゆがみ矯正法」により筋肉の緊縮などが正され、多少でも痛みが軽減するケースがほとんどである。膝だけではなく、身体全体のバランスを整えることが治療とって大切だと理解すると、患者自ら運動や筋力アップに努力するようになるという。生活改善も患者に医療関係者が寄り添うことができるのかで、成功する確率は大きく変わってくる。動きの癖を治すのは簡単ではないので、患者の心情を汲み取り、その努力を誉める。そうした患者とスタッフの関係性が、変形性膝関節症を治療するもう一つのキーポイントである。

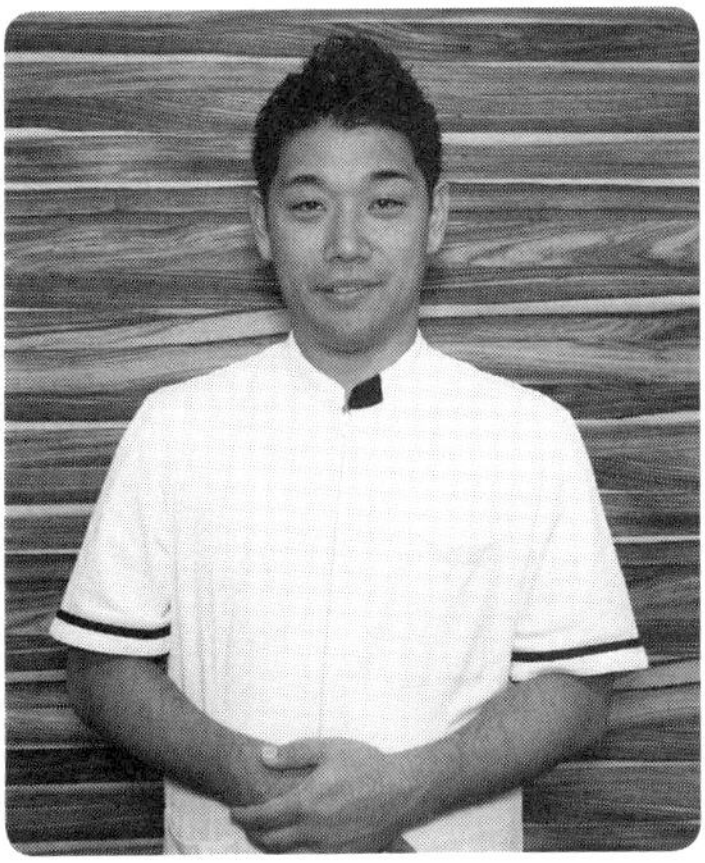

馬越啓一 先生

プロフィール

●まごし けいいち

1981年京都生まれ。整骨院の専門学校を卒業後、数々の治療を学び、京都市にかつら整骨院を開業。以降11年間に京都・大阪・兵庫など全国に37院を開院。サンキューグループの代表として活躍している。各37の整骨院とともに地域の一番人気院として業績を上げている。B&M背骨ゆがみ矯正法を開発し「1回で効果が実感できる」と好評。現在では全国各地からその技術・経営法などを学びに来る先生方も多い。

高槻整骨院

患者とスタッフがどのようにコミュニケーションを取るのかについて、単に症状の説明をするのではなく、患者の目を見て納得を得られるように話す。人間力まで含めたコミュニケーションスキルの育成に取り組んでいる。

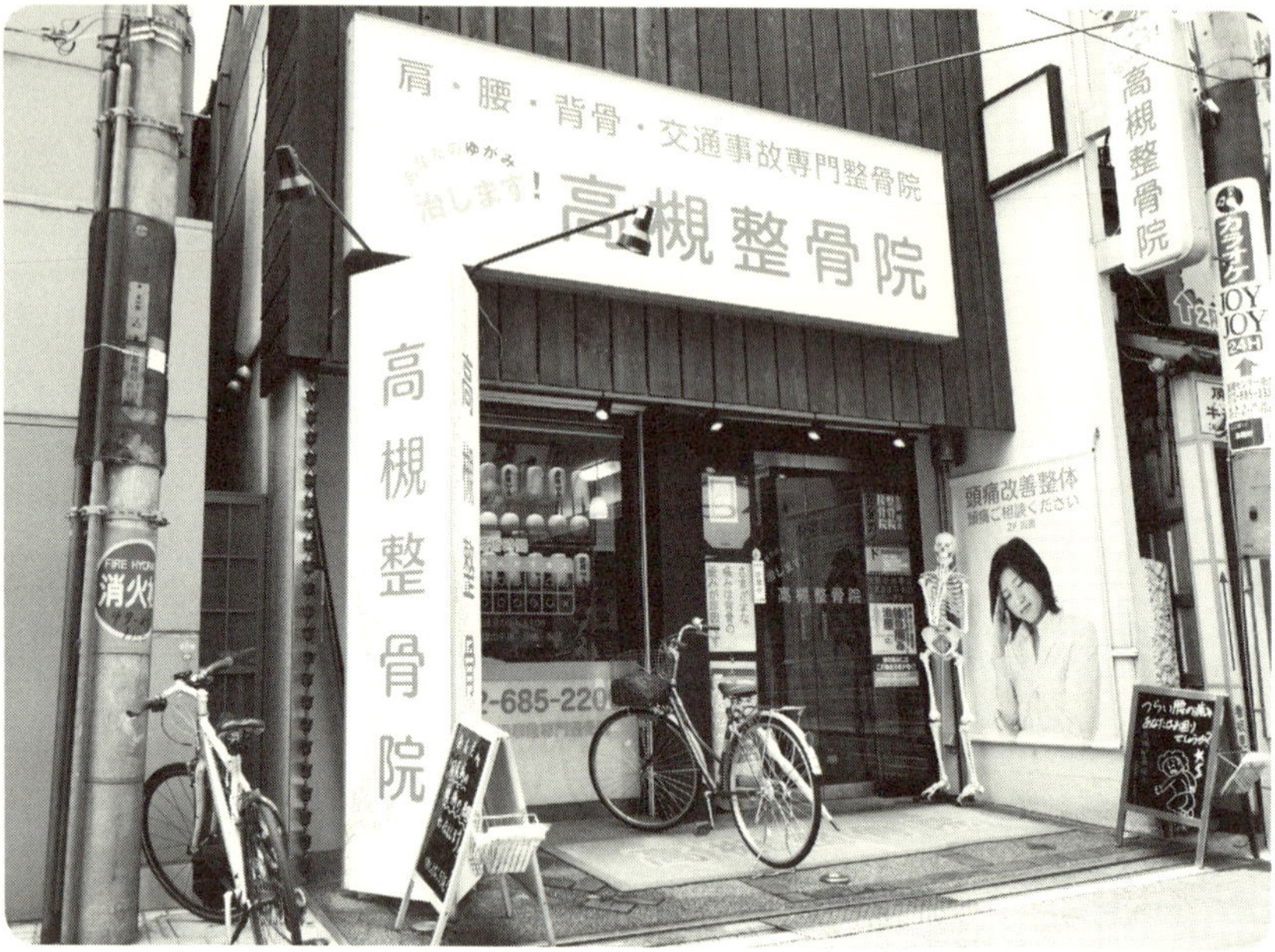

膝の痛みを治療する地域一番店
身体だけではなく心もケアも担う

診療時間

月～金　9:00～12:00　15:00～19:30
　土　　9:00～13:00
休診日　日曜日、祝日

高槻整骨院

〒569-0803 大阪府高槻市高槻町14-8
Tel. 072-685-2200
https://www.takatsuki-seikotsu.com/

院へのアクセス

電車ご利用の場合
阪急「高槻市」駅より
徒歩3分
JR「高槻」駅より
徒歩3分

膝痛の治療が難しいと言われる理由の一つは、膝のX線画像と痛みが必ずしも一致しないことだ。心理的要素、社会的要素が痛みに影響を与え、膝の状態が悪化しなくても痛みが悪化してしまうケースもある。こうした症状の特徴から考えても、整骨院の雰囲気はとても重要になってくる。

大阪府高槻市にある阪急・高槻市駅から徒歩3分の場所にある高槻整骨院は、入り口が明るく、従来の整骨院のような辛気臭さがない。院内では教育されたスタッフの活気ある声が飛び交う。その活気に「前向きになれるエネルギーをもらった」と語る患者も多い。変形性膝関節症の悪循環の始まりは、痛みから動かなくなること。結果として筋肉が衰え、自宅にこもりがちになり、外で歩いてみようと気力を奪ってしまう。

こうした悪循環を、「B&M背骨ゆがみ矯正法」が断ち切る。痛みが軽減して日常生活でも動くようになれば筋力が戻ってくる。さらに気持ちが明るくなってくれれば、筋力をアップさせるための運動をしてみようといった気力もわくようになる。そうした心理的な変化は、痛みの軽減にも効果を発揮していく。膝の状態以上に痛みが軽減していくことも、変形性膝関節症では起こりうる変化なのである。施術だけが治療ではない。

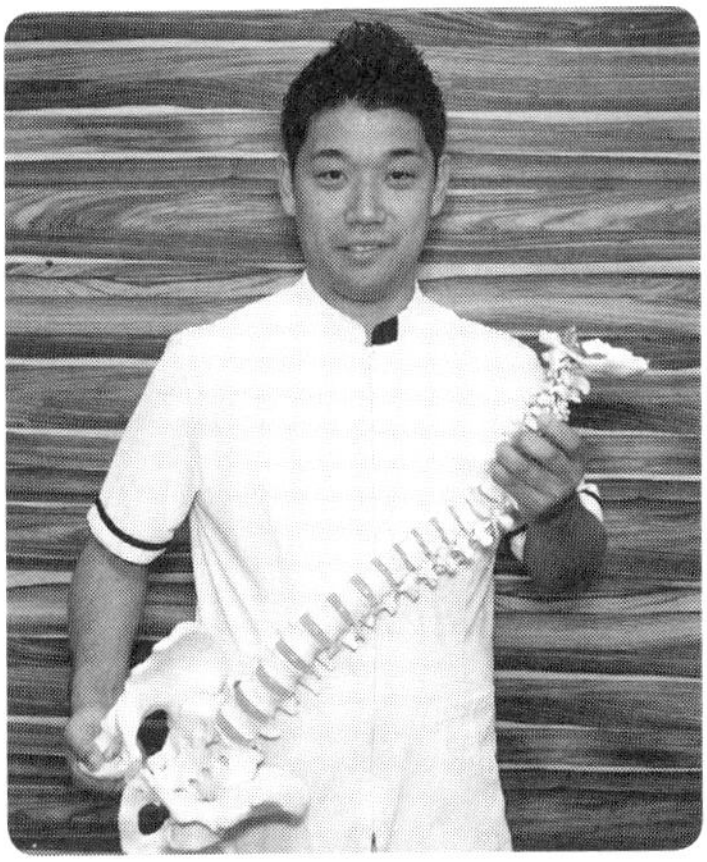

馬越啓一 先生

プロフィール

●まごし けいいち

1981年京都生まれ。整骨院の専門学校を卒業後、数々の治療を学び、京都市にかつら整骨院を開業。以降11年間に京都・大阪・兵庫など全国に37院を開院。サンキューグループの代表として活躍している。各37の整骨院とともに地域の一番人気院として業績を上げている。B&M背骨ゆがみ矯正法を開発し「1回で効果が実感できる」と好評。現在では全国各地からその技術・経営法などを学びに来る先生方も多い。

天下茶屋整骨院

「B&M背骨ゆがみ矯正法」の開発によって、さまざまな地域から重症患者が集うようになったという。膝痛も身体のバランスを整えてゆがみを解消することで、短期間で効果を実感できる。

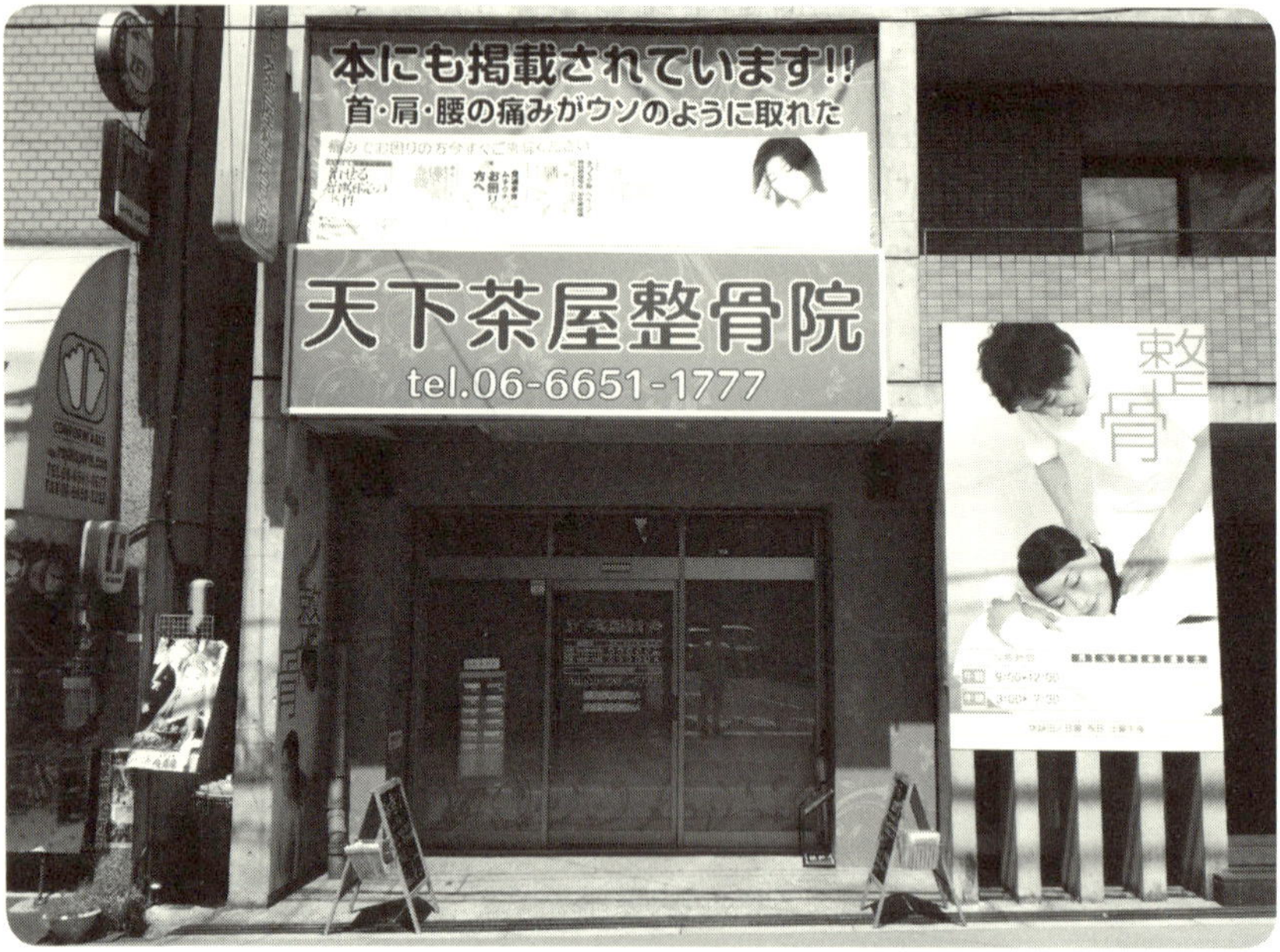

膝通にも高い効果を発揮する「B&M背骨ゆがみ矯正法」

診療時間

月～金　9:00～12:00　15:00～19:30
土　9:00～13:00
休診日　日曜日、祝日

天下茶屋整骨院

〒557-0015 大阪府大阪市西成区花園南 2-7-12
Tel. 06-6651-1777
https://tengachaya-seikotsuin.com/

院へのアクセス

電車ご利用の場合

南海電車「天下茶屋」駅
より徒歩3分

馬越先生が開発した「B&M背骨ゆがみ矯正法」は、Bはボーンの「骨」、Mはマッスルの「筋肉」を意味している。骨格と筋肉のアンバランスを正すことによって、血液や神経の流れが正常となり、炎症や神経圧迫による痛み・しびれが改善する治療法である。

もう一つの柱は「B&M式トリガーポイント」。これは深部の筋肉のバランスを整える施術で、筋肉の横から深部の筋肉を触るものだ。

この施術の開発が口コミによって伝わり、天下茶屋整骨院では重症の患者が集まるようになってきている。だからこそ自信を持って施術を行えるように、スタッフには1ヵ月の講習と厳しい審査が行われている。しっかりした技術に支えられた治療実績は、新たな口コミを生み、それが新規の患者を連れてくるという好循環が起きている。

B&M背骨ゆがみ矯正法」は痛みの根本原因に作用する施術である。膝の痛みだけに注目するのではなく、身体全体のバランスを整えたとき、膝がどうなるのかに注目していく。変形性膝関節症によって膝の痛みをコントロールできず、歩行に苦労していた人など、その施術の効果に驚くという。膝に痛みを感じたら、早めに来院して、その効果を試してみてもらいたい。

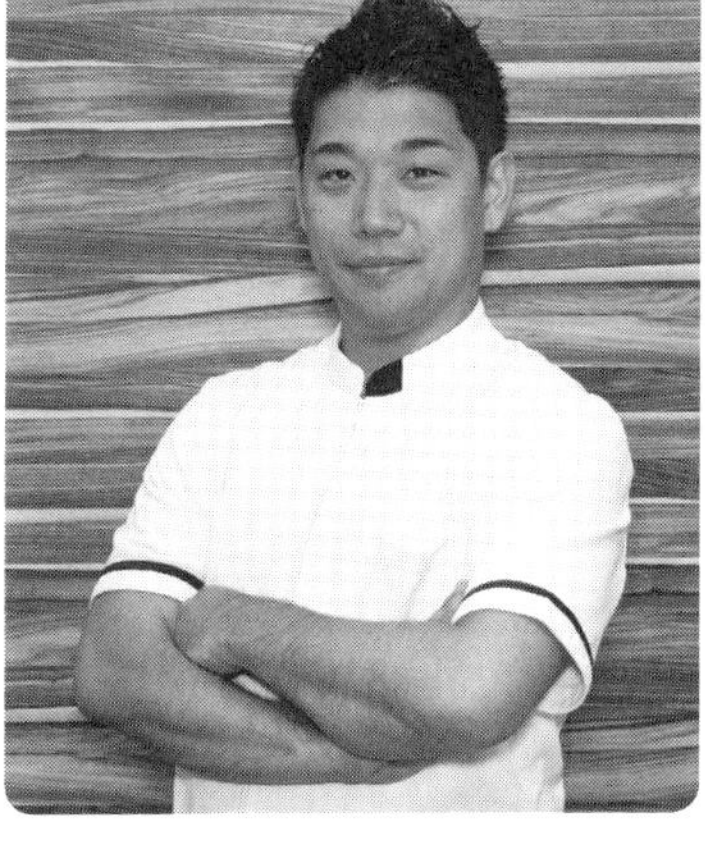

馬越 啓一 先生

プロフィール

●まごし けいいち

1981年京都生まれ。整骨院の専門学校を卒業後、数々の治療を学び、京都市にかつら整骨院を開業。以降11年間に京都・大阪・兵庫など全国に37院を開院。サンキューグループの代表として活躍している。各37の整骨院とともに地域の一番人気院として業績を上げている。B&M背骨ゆがみ矯正法を開発し「1回で効果が実感できる」と好評。現在では全国各地からその技術・経営法などを学びに来る先生方も多い。

中野サンモール整骨院

計6回の治療で過去の生活によって染みついた身体のバランスを整える「B&M背骨ゆがみ矯正法」。身体の中心にある背骨の矯正は、身体全体を整えていく力を持ち、膝痛にも高い効果を発揮することもわかっている。

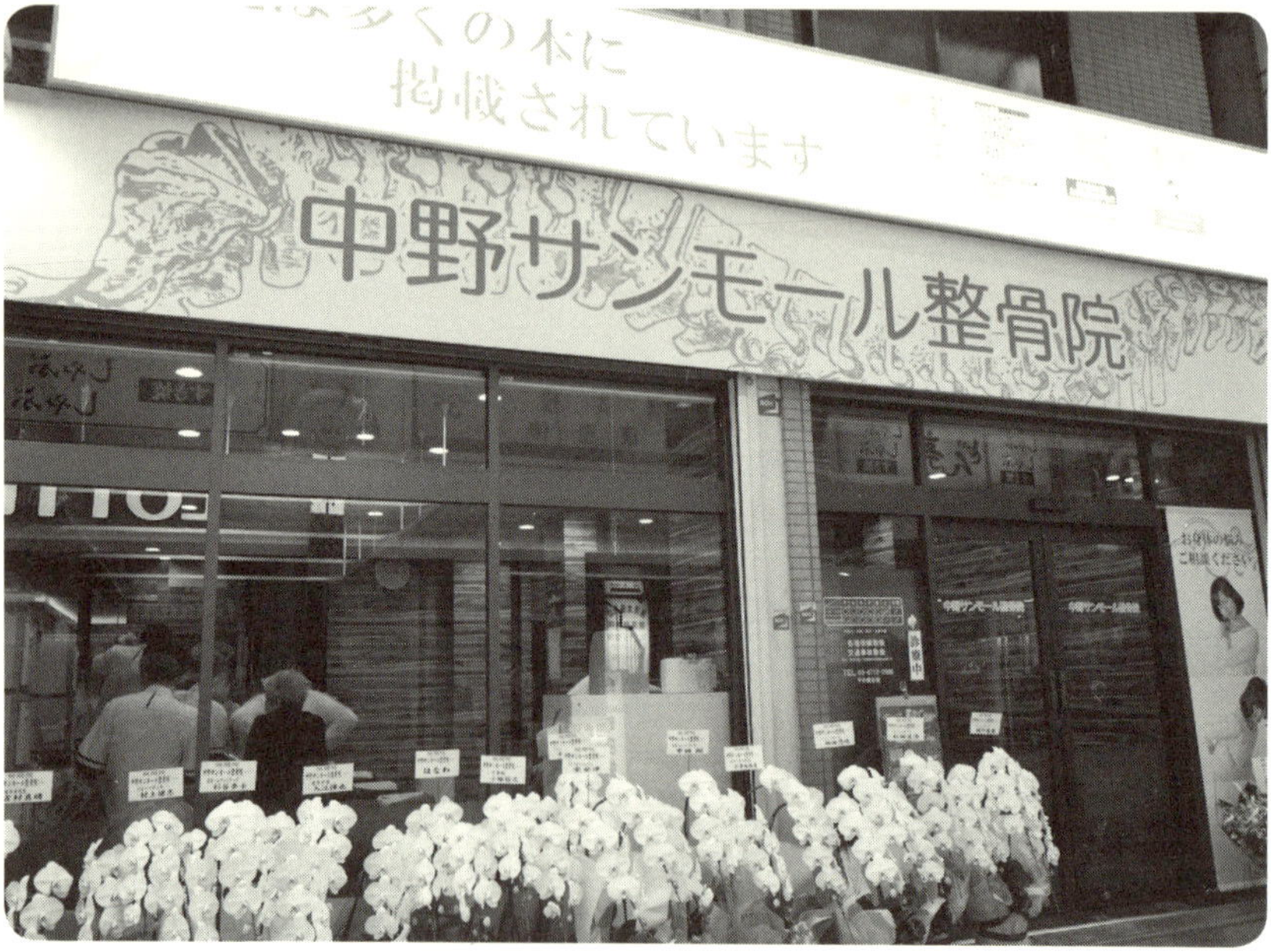

6回の「B＆M背骨ゆがみ矯正法」がからだの隅々の歪みを正していく

診療時間

月～金　9:00～12:00　15:00～19:30
土　9:00～13:00
休診日　日曜日、祝日

中野サンモール整骨院

〒164-0001 東京都中野区中野5-66-7
Tel. 03-5942-5879
https://nakano-seikotsuin.com/

院へのアクセス

電車ご利用の場合

JR「中野」駅より
徒歩3分

サブカルの発信地としても有名で、外国人の観光地としても知られているＪＲ中央線中野駅。そこに開院したのが、中野サンモール整骨院である。メインとなる施術は、「Ｂ＆Ｍ背骨ゆがみ矯正法」である。この施術は、計６回の治療が標準となっている。１～３回までは、日々の生活によって身体についた悪いクセを取り除いていく。自然な形へと背骨を誘導していくのである。４～６回目は矯正した状態を身体にしみこませるための施術だ。全６回の施術が終わった後は、日々の生活で歪みが生じるペースに合わせて通院するケースが多い。

膝痛に悩む患者にとって、背骨と筋肉調整が痛みの軽減につながると聞いても信じられないかもしれない。しかし腰と膝は密接な関係があり、腰の治療で膝の状態が良くなることは頻繁に起きる。そして腰の状態をよくするために最も効果的なのは、背骨の調整なのである。

そもそも人体は全体のバランスが重要で、整体の視点から見れば患部だけに問題があるといったケースは少ない。よりよいバランスを目指して身体の中心から整えていけば、意外な部位が整っていくのも身体の特徴の一つなのである。

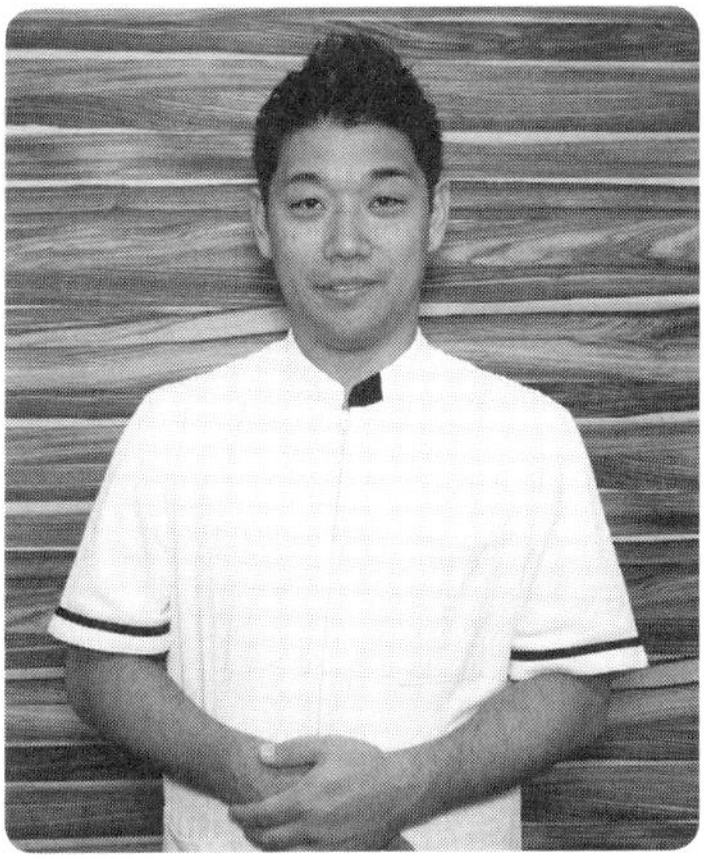

馬越啓一 先生

プロフィール

●まごし けいいち

1981年京都生まれ。整骨院の専門学校を卒業後、数々の治療を学び、京都市にかつら整骨院を開業。以降11年間に京都・大阪・兵庫など全国に37院を開院。サンキューグループの代表として活躍している。各37の整骨院とともに地域の一番人気院として業績を上げている。B&M背骨ゆがみ矯正法を開発し「1回で効果が実感できる」と好評。現在では全国各地からその技術・経営法などを学びに来る先生方も多い。

なかのう鍼灸接骨院

「エビデンス（平均値）が全て正論ではなく、ナラティブ（語り）の両面から考えなければ、十分な満足度は得られない」とし、症状をみるだけでなく、個人を取り巻く環境を含め、東洋医学的に現症を捉える事を念頭に置く。

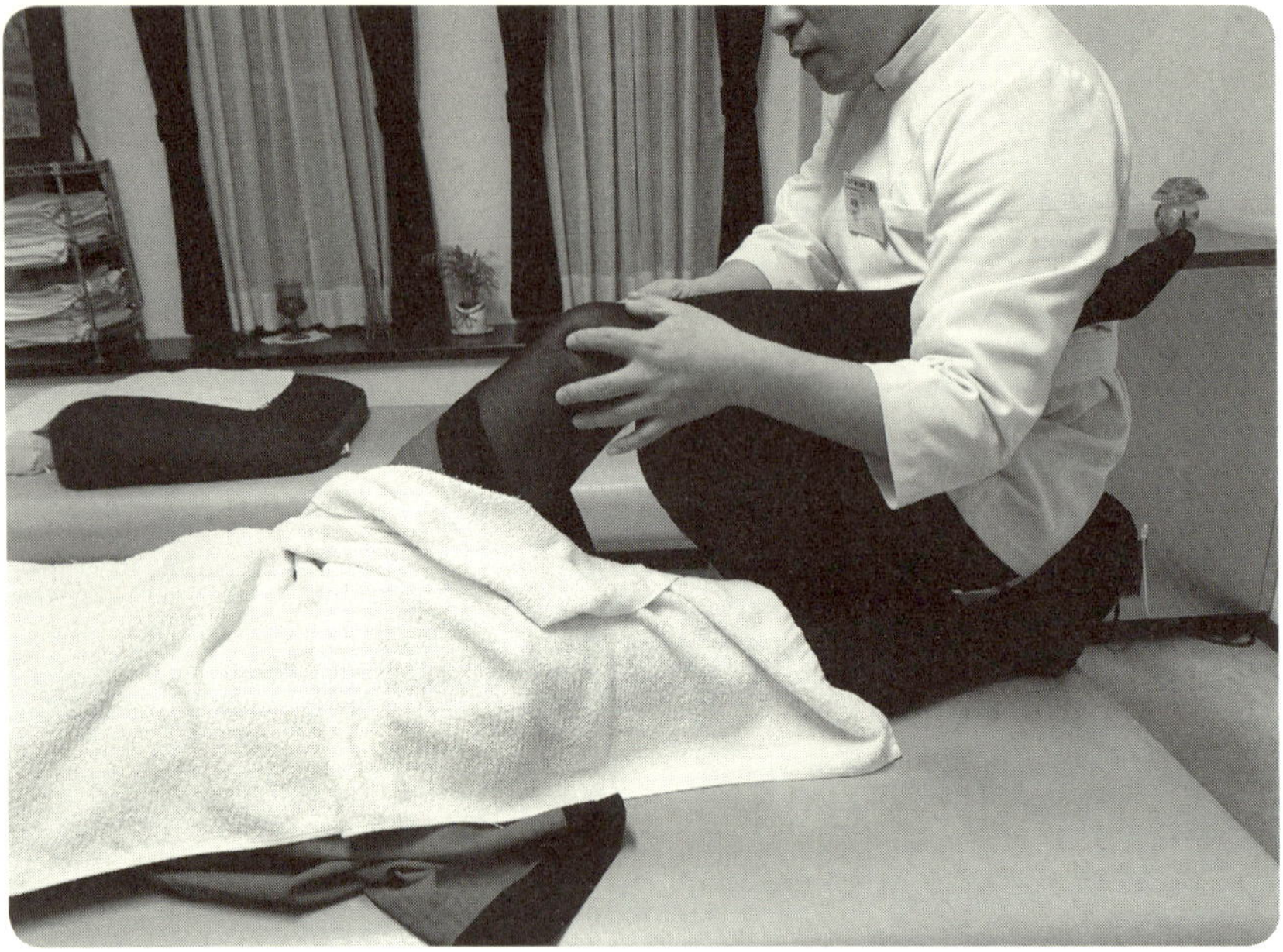

明石を代表する接骨院
一人ひとりの語りに耳を傾ける

診療時間

月～金　8:00～13:00　16:00～21:00
休診日　第2・4日曜日・不定休（事前告知）

なかのう鍼灸接骨院

〒674-0057 兵庫県明石市大久保町高丘3-24-2
Tel. 078-935-4535
https://nakanou.jp

院へのアクセス

電車ご利用の場合
JR山陽本線「大久保」駅からバスで
県営住宅前下車 徒歩3分

お車ご利用の場合
「大久保I.C」大久保駅方面に南下し、
薬局の交差点を左折直進すぐ

〈駐車場のご案内〉
契約駐車場4台有

痛みの早期改善だけでなく、再発予防、日々のメンテナンスまで、世代を問わず幅広い方にご利用頂いております。当院の代表的な施術方法『DS＝ダイレクトストレッチ』は、自分ではケアできない深部の筋層に、直接手を使ってストレッチを行います。また、関節痛にはモビリゼーションという、関節の遊びを出す方法で靭帯や関節包にアプローチします。さらに、痛みや不調がある場所だけではなく、関連する上下二関節へも施術を行い、全身の重心バランスや、ゆがみの状態など広範囲にみさせて頂きます。

　技術は有って当たり前。それ以上に、患者とのコミュニケーションや人としての付き合い方、繊細な気配りが重要だと感じています。不安な気持ちの緊張をほぐせられるように、声の掛け方や分かりやすい説明を行い、何でも相談できやすい先生だと感じて頂けるように意識し、術後の成果を感じてもらえるだけでなく『今日1日訪れた中で1番良かった場所』として、記憶に残る対応ができるように心掛けております。人生において「痛いからできない、行けない、我慢する」という事を無くしてあげたいと願い、夢や希望を叶えるために、今日できる最大限を尽くします。

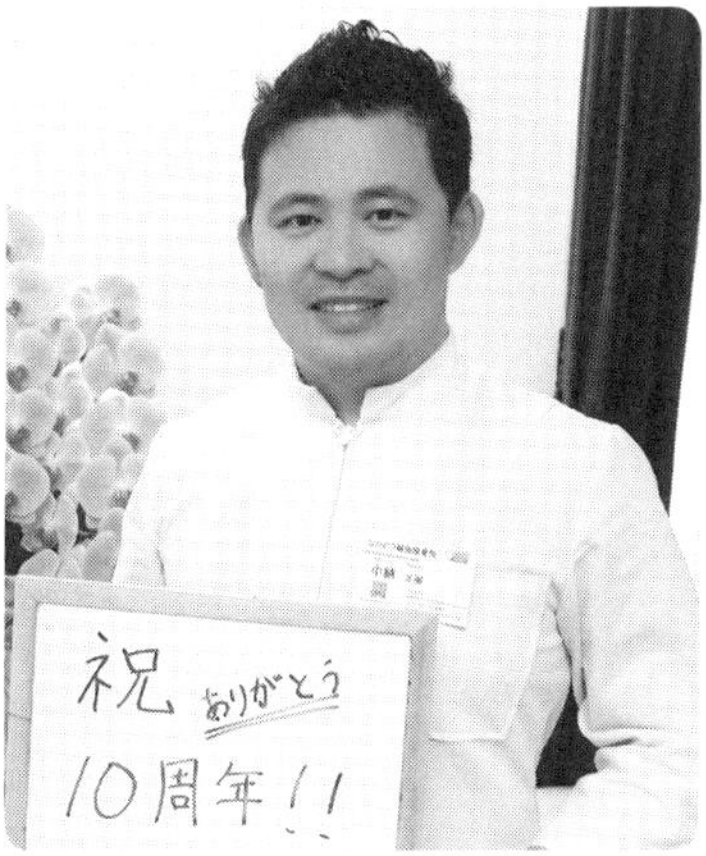

中納 正樹 先生

プロフィール

●なかのう まさき

1984年兵庫県出身。小学（明石）～中高（香川）～大学（京都）明治国際医療大学卒。柔道整復師・鍼灸師取得。5年間、三次元動作解析等の研究論文を発表し臨床現場へ進出。故郷・明石の大久保から元気にする想いで、2009年4月、24歳で開業。地元「明石を代表する接骨院」を目指し、地域活動にも積極的に参加している。開院10周年を迎え、来院する方への感謝を一層深めている。

長岡整骨院

馬越先生自身、腰を痛めて治療院に通っていた経験もあり、当時の治療者の理不尽な対応に疑問を感じ、整骨院革命を起こしたという。そのため来院すれば施術者が心から患者をねぎらい、しっかりと寄り添える体制を整えてくれる。

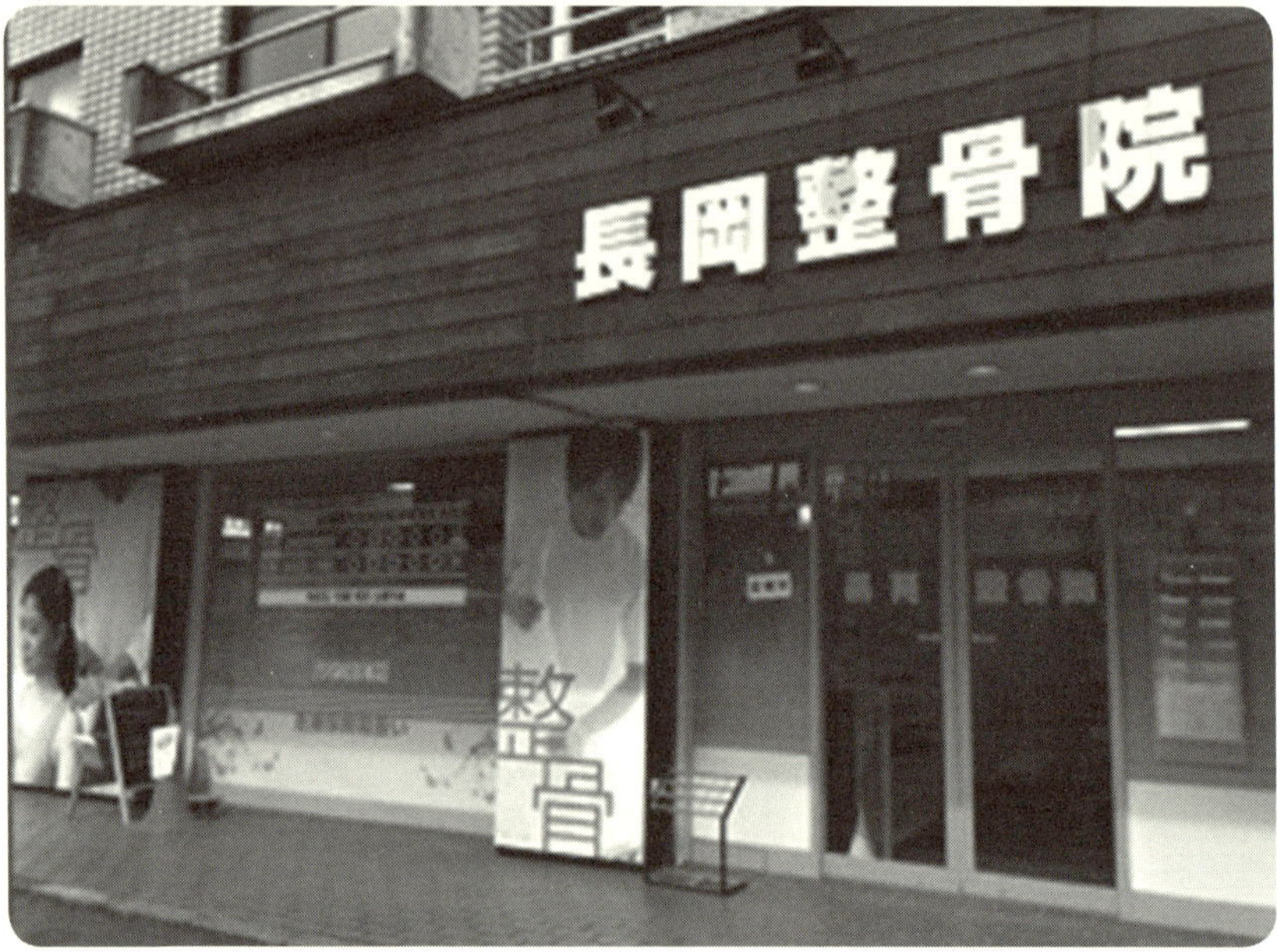

医療機関で治療成果があがらず ジプシー化した人がたどり着く整骨院

診療時間

月〜金　9:00〜12:00　15:00〜19:30
土　9:00〜13:00
休診日　日曜日、祝日

長岡整骨院

〒617-0826 京都府長岡京市開田4丁目8−1
Tel. 075-951-0077
https://www.nagaoka-seikotsu.com/

院へのアクセス

電車ご利用の場合

阪急「長岡天神」駅より
徒歩３分
JR「長岡」駅より
徒歩10分

変形性膝関節症はなかなか痛みが取れにくい症状としても知られている。膝の関節の軟骨の質が低下して日々すり減っていき、膝の痛みが強くなっていく。そのため患者の意識は膝に集まりがちだが、治療のためには骨格や筋肉など身体全体のバランスを整え、膝の負担増に直結する肥満を解消し、生活改善も行っていく必要がある。膝に効果のある治療を求めて、さまざまな病院や治療院を渡り歩く患者のジプシー化が起こりやすい症状であり、40歳以上で膝の痛みに悩んでいる人は全国で８００万人ともいわれる。患者の悩みは深い。わずか6回の施術で確実に痛みを改善するという即効性持つ「Ｂ＆Ｍ背骨ゆがみ矯正法」は、そうした患者にとって大きな魅力となっている。痛みが軽くなり、動けるようになれば体重も減りやすく、筋力もアップしやすくなるからだ。生活改善の一歩を即効性のある施術に支えられながら踏み出すことができる。

　繁盛店は患者が多くて待つのは1時間、治療が3分などといわれるが、長岡整骨院の整骨院は来院する患者を待たせない。そのため6回の治療の後、定期的に来院してバランスを調整していくといったサポートも受けやすい。

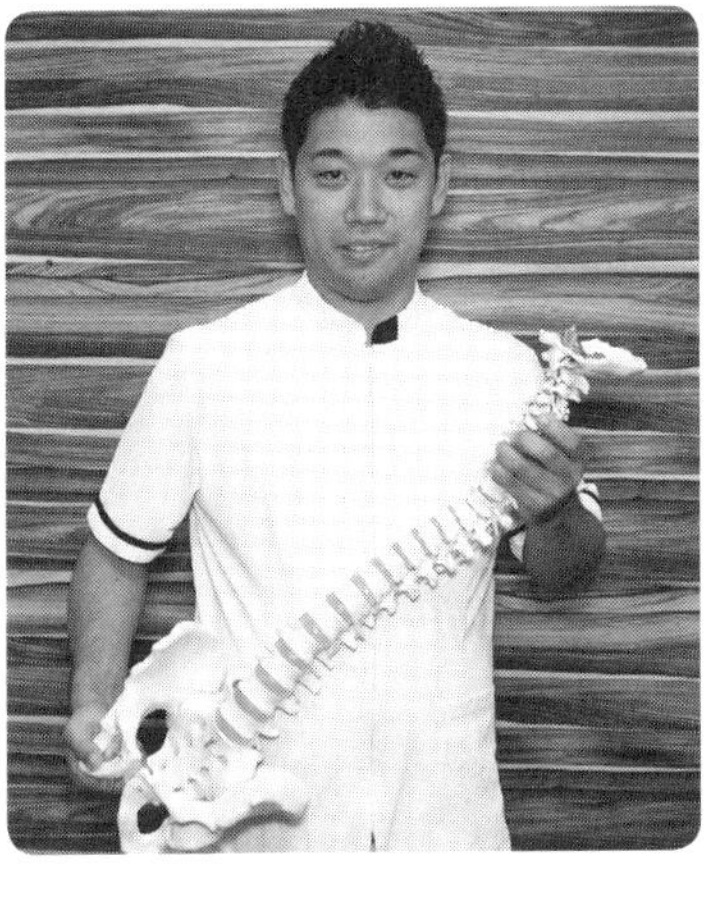

馬越啓一 先生

プロフィール

●まごし けいいち

1981年京都生まれ。整骨院の専門学校を卒業後、数々の治療を学び、京都市にかつら整骨院を開業。以降11年間に京都・大阪・兵庫など全国に37院を開院。サンキューグループの代表として活躍している。各37の整骨院とともに地域の一番人気院として業績を上げている。B&M背骨ゆがみ矯正法を開発し「1回で効果が実感できる」と好評。現在では全国各地からその技術・経営法などを学びに来る先生方も多い。

長岡天神整骨院

馬越代表の技術をはじめとするさまざまなノウハウがつぎ込まれた、地域でも有名な人気整骨院である。膝痛だけではなく、腰痛、むち打ちなどで来院する人も多い。地域医療施設としての存在感が、少しずつ高まっている。

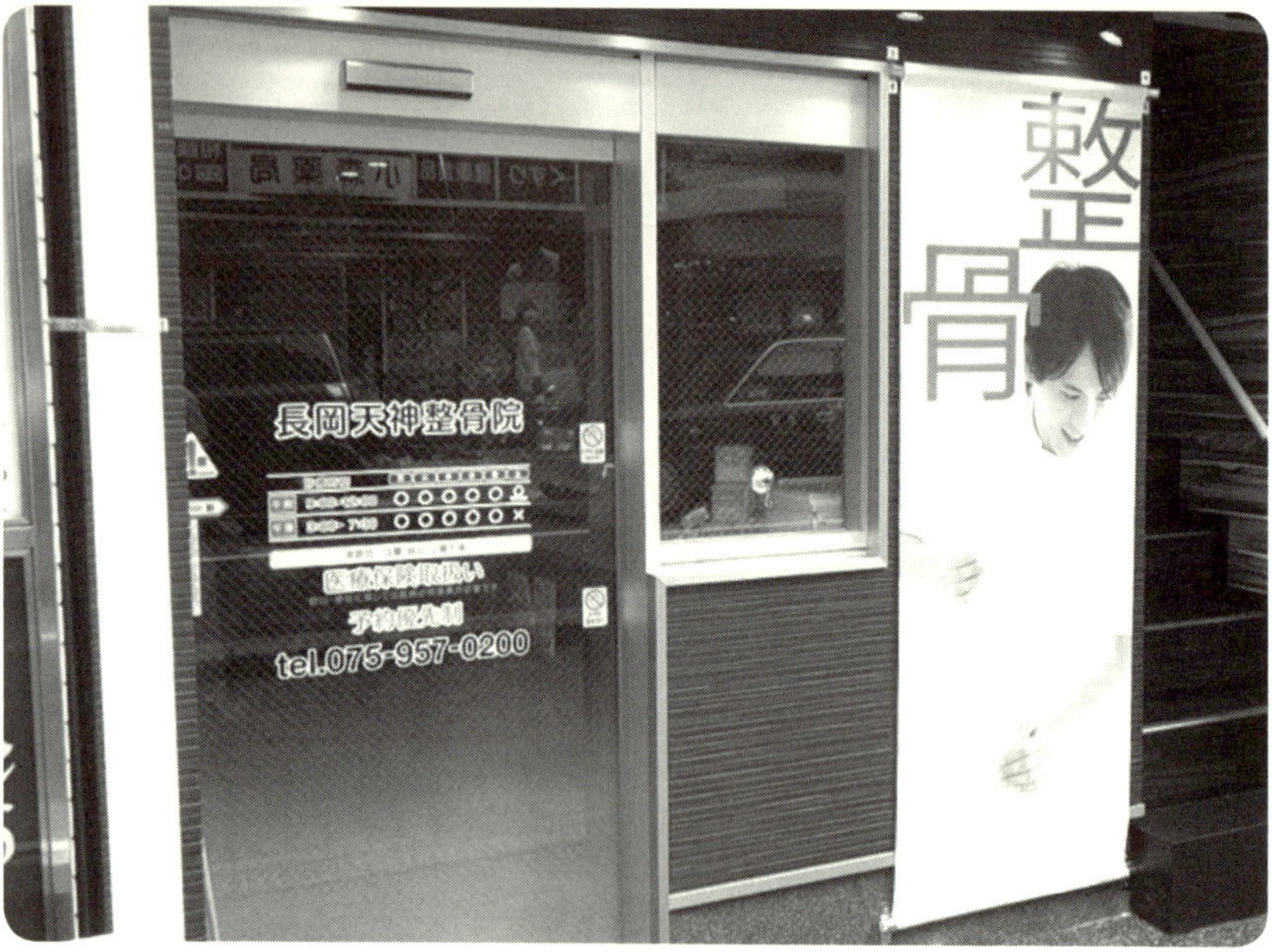

膝痛にも大きな力を発揮する B&M背骨ゆがみ矯正法

診療時間

月〜金　9:00〜12:00　15:00 〜19:30
　土　　9:00〜13:00
休診日　日曜日、祝日

長岡天神整骨院

〒617-0824　京都府長岡京市天神1-1-55
Tel. 075-957-0200
https://nagaokatenjin-seikotsu.com/

院へのアクセス

電車ご利用の場合
阪急「長岡天神」駅より
徒歩2分

長岡天神整骨院が地域でも人気の理由の一つは、「B&M背骨ゆがみ矯正法」による効果が圧倒的だからだろう。

長岡天神整骨院で使用する「B&M背骨ゆがみ矯正法」は、全身の歪みを矯正する施術で、腰痛や膝痛と強い関連性を持つ骨盤の矯正にも高い効果を発揮する。その結果、腰や膝などの痛みが短時間で軽減するという。変形性膝関節症の患者は慢性的な膝の痛みに深く悩んでいる人が多い。それだけに短時間の施術で痛みが取れることに驚くという。

長岡天神整骨院は、老若男女さまざまな患者が訪れる治療院であり、仕事の隙間時間や仕事終わりに寄って、身体のメンテナンスをする人も少なくない。駅近で店舗が目立ちやすいところにあるのも、患者にとっても助かるポイントだろう。何かのついでに寄りやすいからだ。スタッフはきびきびと働き、気持ちよく治療を受けられる。心も体も元気になる整骨院と言われる理由の1つは、こうしたスタッフの対応にもあるのだろう。慢性的な膝痛はメンタルな部分と関係があるともいわれており、こうした雰囲気も症状の改善につながるはずだ。

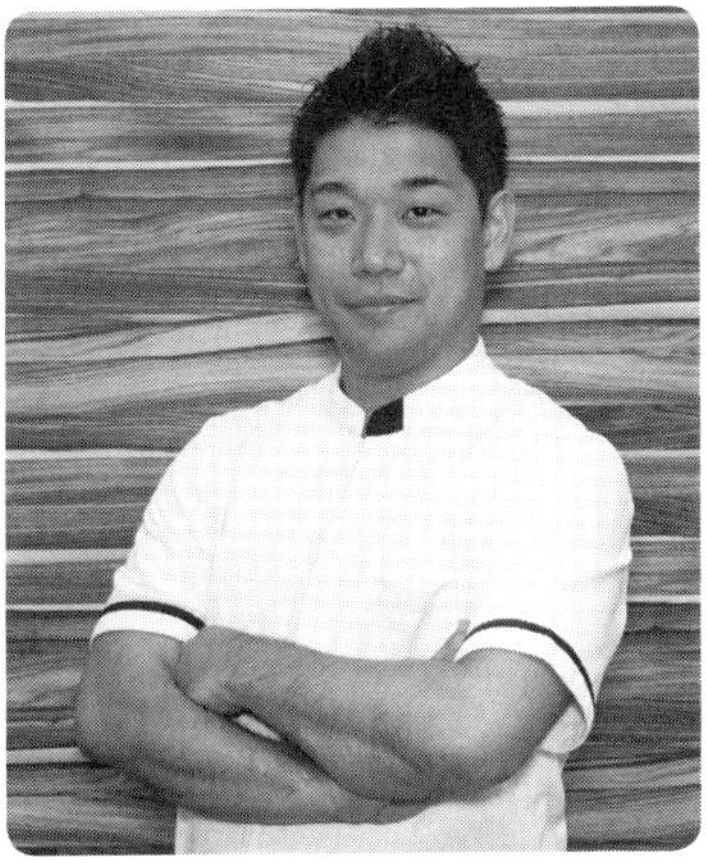

馬越 啓一 先生

プロフィール

●まごし けいいち

1981年京都生まれ。整骨院の専門学校を卒業後、数々の治療を学び、京都市にかつら整骨院を開業。以降11年間に京都・大阪・兵庫など全国に37院を開院。サンキューグループの代表として活躍している。各37の整骨院とともに地域の一番人気院として業績を上げている。B&M背骨ゆがみ矯正法を開発し「1回で効果が実感できる」と好評。現在では全国各地からその技術・経営法などを学びに来る先生方も多い。

灘六甲整骨院

軟骨が老化していても諦める必要はない。膝に負担のかからない動きを身体が思い出せば痛みも消えていく。そのために必要なのは全身の歪みを取り、しっかりとしたバランスを取ること。

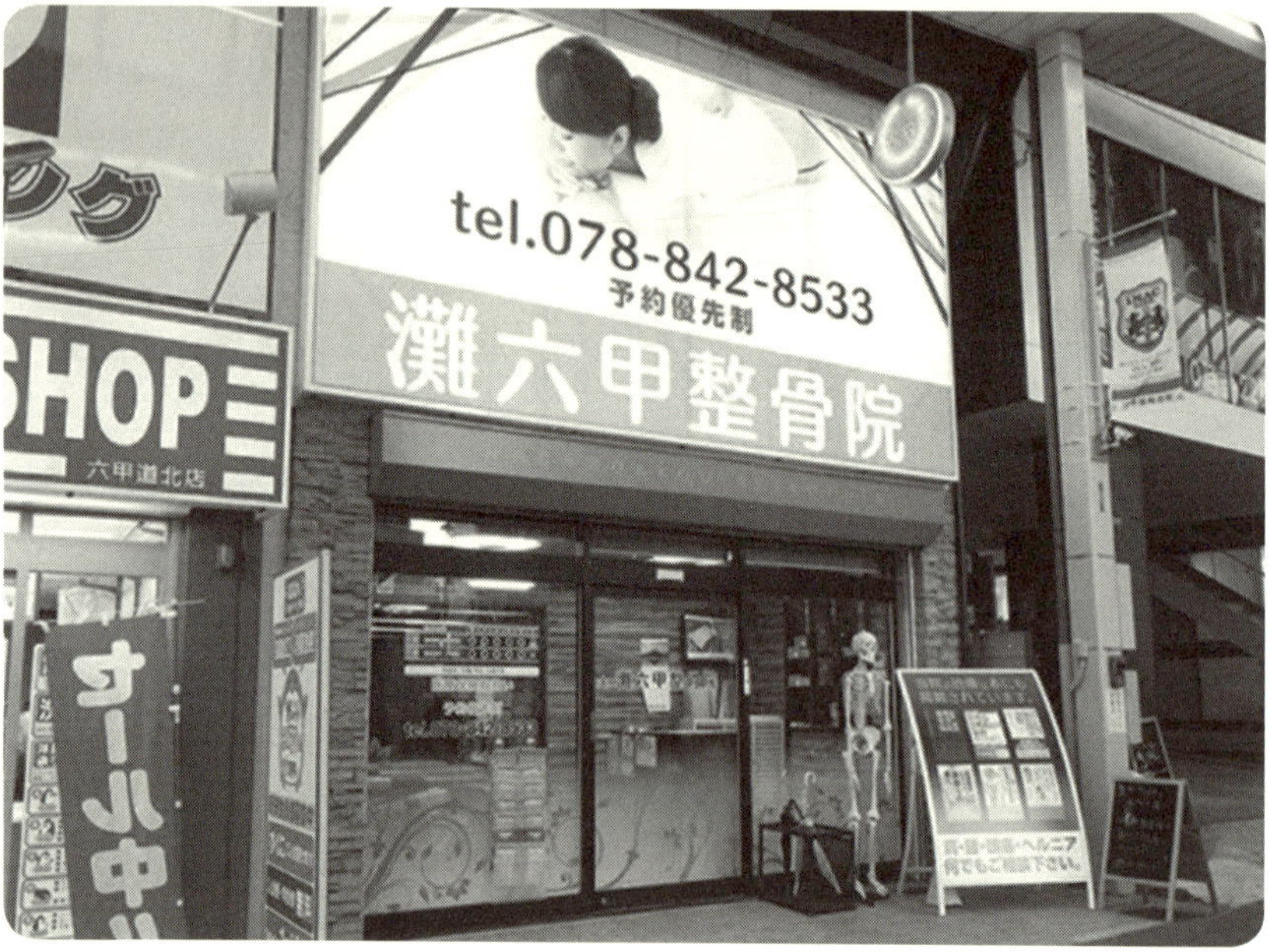

軟骨が老化していても
膝の痛みを感じずに生活できる!

診療時間

月～金　9:00～12:00　15:00 ～19:30
土　9:00～13:00
休診日　日曜日、祝日

灘六甲整骨院

〒657-0028 兵庫県神戸市灘区森後町 3-5-43
Tel. 078-842-8533
https://nadarokkou-seikotsu.com/

院へのアクセス

電車ご利用の場合

JR「六甲道」駅より
徒歩5分
阪急「六甲」駅より
徒歩7分

変形性膝関節症の原因の一つは軟骨がすり減ってしまうことだ。骨と骨のクッションの役割を果たしている軟骨が削られ、神経が当たってしまうことで激痛に襲われる。もともと軟骨は柔らかいものだが、老化によって柔軟性を失ってしまうことで削られやすくなってしまうという。つまり老化が原因の一つといえる。

では、痛みを改善する方法がないのかというと、軟骨を削らないような膝の動きを取り戻せれば、痛みが大幅に軽減することがわかっている。つまり身体の歪みをしっかりと取ることである。変形性膝関節症の治療のために、膝痛治療に実績のある整骨院を巡る患者が多いのは、そのような理由による。

つらい膝痛をどうにかしたいと、病院や治療院を渡り歩くことを続けてきた患者が噂を聞きつけて灘六甲整骨院にたどり着くことも珍しくない。

この整骨院の施術は、「B&M背骨ゆがみ矯正法」である。独自の背骨矯正法で身体全体のバランスを整えるため、6回の施術で痛みを大幅に軽減する効果を持つ。口コミだけで地域人気一番店が生まれる理由の一つが、この施術である。多くの膝痛患者を救ってきた治療はぜひ体験してみてほしい。

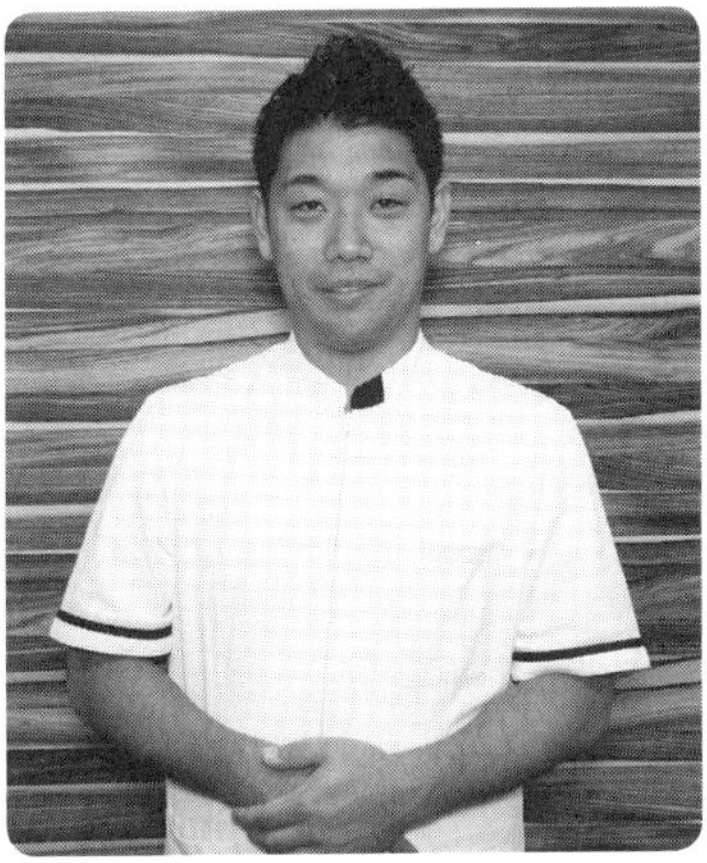

馬越啓一 先生

プロフィール

●まごし けいいち

1981年京都生まれ。整骨院の専門学校を卒業後、数々の治療を学び、京都市にかつら整骨院を開業。以降11年間に京都・大阪・兵庫など全国に37院を開院。サンキューグループの代表として活躍している。各37の整骨院とともに地域の一番人気院として業績を上げている。B&M背骨ゆがみ矯正法を開発し「1回で効果が実感できる」と好評。現在では全国各地からその技術・経営法などを学びに来る先生方も多い。

成田公津の杜整骨院

力を入れているポイントは、主に手を使った治療を行うこと、筋・骨格はもちろん栄養と心に配慮した根本改善を実施すること。痛みや辛さを早期に取り除き、再発しない身体づくりによって健康寿命を延ばしていく。

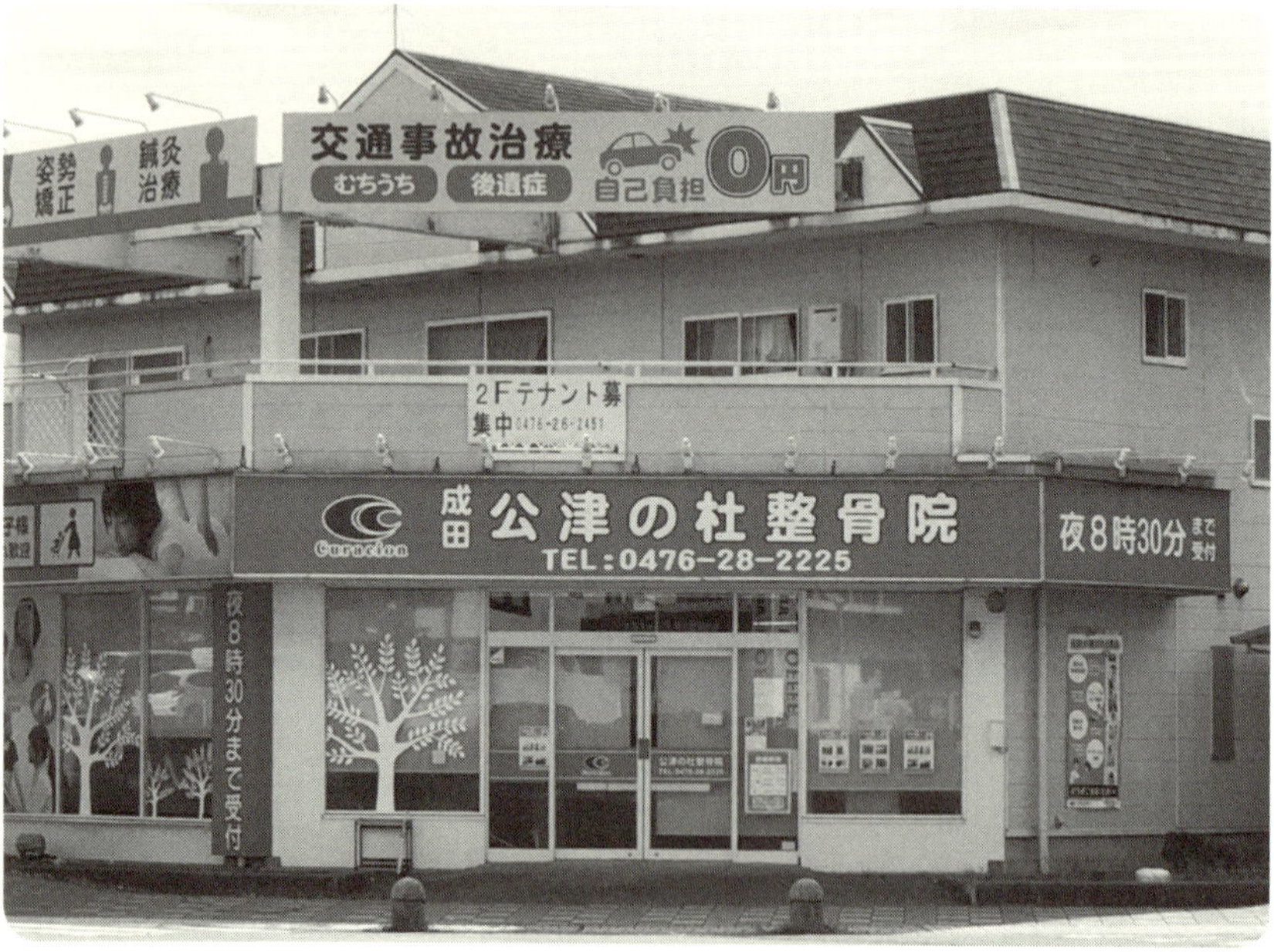

「痛み」ではなく「人」を見る トータルな治療で悩みを解決する!

診療時間

月～金	9:00～12:30	15:00～20:30
土・祝	8:00～12:30	15:00～17:00
日	9:00～14:00	休診日　なし

成田公津の杜整骨院

〒286-0048 千葉県成田市公津の杜 3-6-2
Tel. 0476-28-2225
http://kozu.chiryouin.biz/

院へのアクセス

電車ご利用の場合
京成線「公津の杜」駅より
徒歩5分

お車ご利用の場合
〈駐車場のご案内〉
契約駐車場10台有

根本院長のモットーは、「患者に自分たちができる最大の愛を持つこと」。そのためには、『痛み』ではなく、『人』を見る必要があり、『症状』を改善するのではなく『悩み』を解決しなければならず、『今』の解決だけでなく『生涯』に渡って元気に過ごしてもらう意識が大切だと説く。そのためには治療だけではなく、その土台として患者との人と人の関わりも大切にしているという。

成田公津の杜整骨院のメインの治療は、骨だけではなく、筋・腱・関節にアプローチを行う矯正治療である。例えば膝の痛みを訴えて来院された方の多くは、足の軸やバランスが崩れ、筋肉や関節に負担がかかっているケースが多いので、矯正治療で身体のバランスを整えて軸のブレを治していく。さらに再発しにくい歩き方や仕事の仕方など、注意すべき生活習慣についても話し合い、膝が変形している場合は体重の減量と大腿部の筋肉向上についても対策を話し合います。

実際、膝が変形してしまった患者でも、矯正治療と栄養学に沿った生活習慣改善による体重減量と筋力トレーニング指導などで、まったく痛みなく生活できるようになったケースがある。

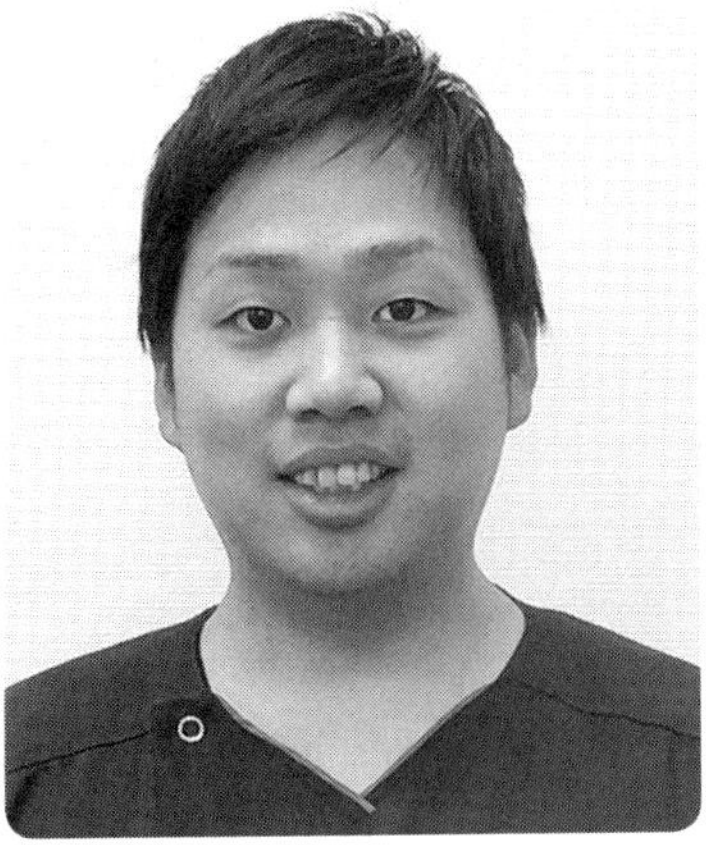

根本 亮太 先生

プロフィール

● ねもと りょうた

1989年千葉県出身。東京メディカルスポーツ専門学校を卒業後、成田公津の杜整骨院に勤務。26歳で院長になり、「元気」「活気」「やる気」「勇気」を患者に与えたいと考えているという。治療家は、患者と接することで勉強させてもらっていることの感謝を忘れないようにすべきと説く。治療家が子どもたちの憧れの職業になるぐらい活躍できる未来をつくりたいと考えている。

西新中央整骨院

歪みを正して身体を日常的に整えるためには、待ち時間、値段、雰囲気が重要なポイントとなる。その3点をしっかりクリアする西新中央整骨院は、「人生100年時代」に市民の健康を支える存在となるだろう。

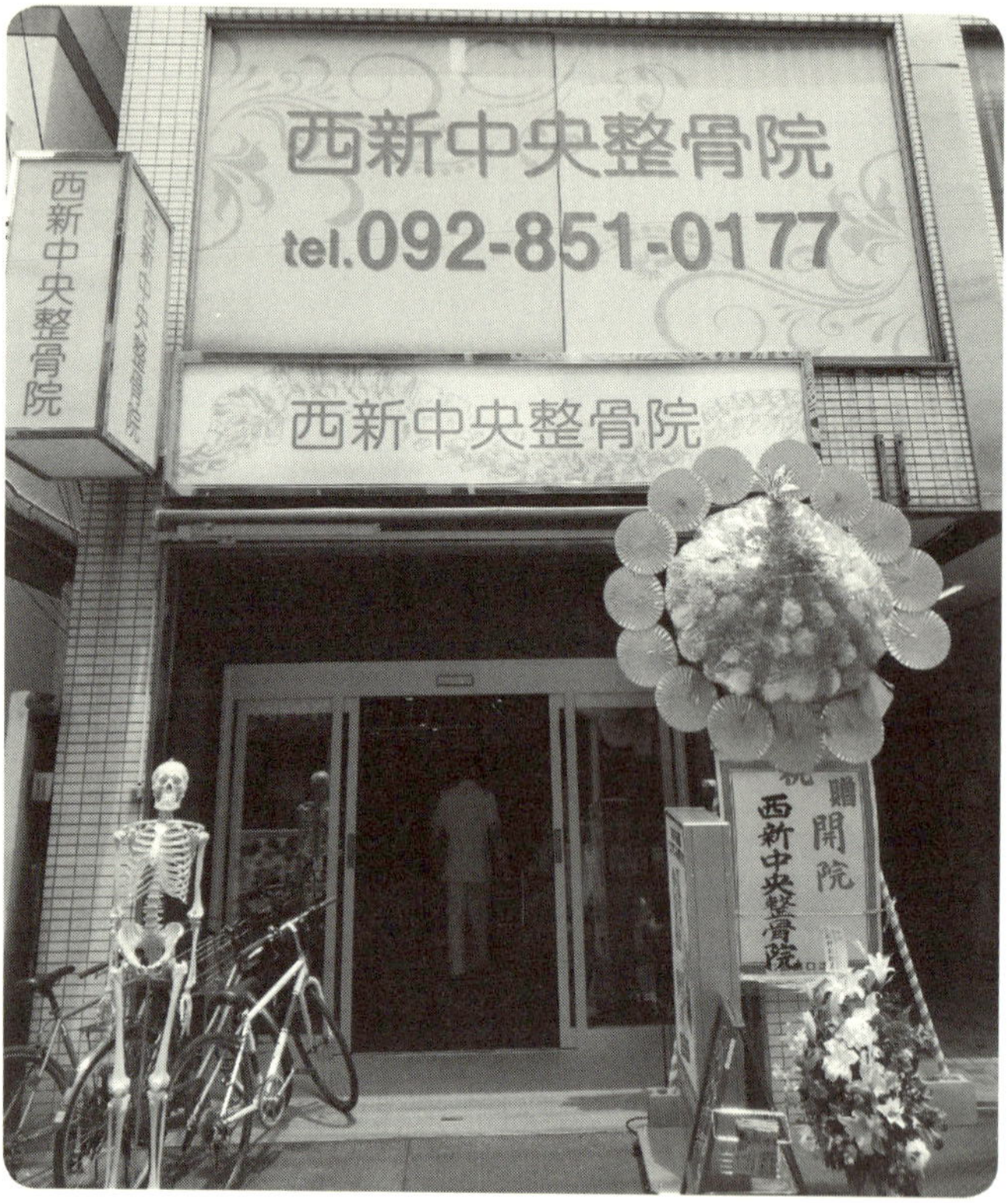

症状を治すためではなく、身体の定期メンテナンスのためにも

診療時間

月～金　9:00～12:00　15:00～19:30
土　9:00～13:00
休診日　日曜日、祝日

西新中央整骨院

〒814-0002 福岡県福岡市早良区西新 4-9-18
Tel. 092-851-0177
https://nishijin-seikotsu.com/

院へのアクセス

電車ご利用の場合
福岡市地下鉄空港線
「西新」駅より
徒歩２分

近年、お気に入りの整骨院や整体師に定期的に通い、日々の生活で歪んでしまった身体を戻す人が増えてきている。スポーツクラブに通うように、整骨院で身体をメンテナンスしているのだ。

　しかし持病の治療のためでなく整骨院に通うためには、どうしても外せないポイントがいくつかある。まず重要なのが予約と待ち時間だろう。忙しい合間を縫って施術を受けることになるなら、待ち時間の長い整骨院には通えない。また値段が高すぎると、定期的に通うことができなくなる。何より施術だけではなく、通うのが楽しくなるような雰囲気が整骨院になければ継続できないだろう。

　この３つの条件を西新中央整骨院は、すべて満たしている。じつは、ゆっくりと症状が進行していく変形性膝関節症の患者にとっても、上記３点は重要なポイントとなる。歪みを取りつつ運動療法の進捗具合などをスタッフに報告し、症状の進行との戦いを心身ともに支えてもらうことができるからだ。人生１００年時代を迎え、健康を維持するための投資は非常に重要なものとなっている。この整骨院は、長期にわたる健康維持に大きな力を発揮するだろう。

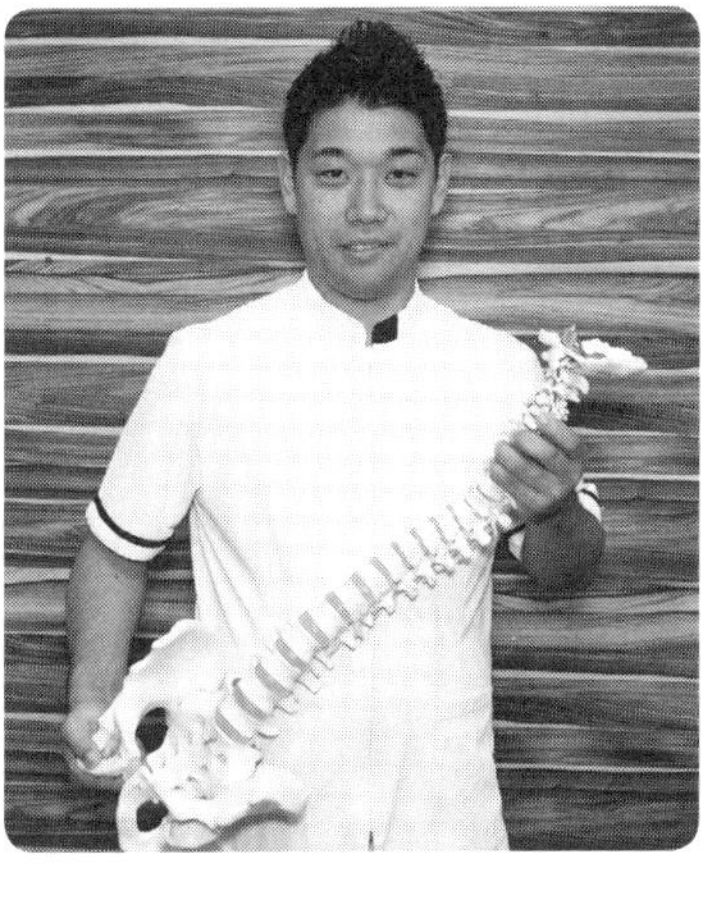

馬越 啓一 先生

プロフィール

●まごし けいいち

1981年京都生まれ。整骨院の専門学校を卒業後、数々の治療を学び、京都市にかつら整骨院を開業。以降11年間に京都・大阪・兵庫など全国に37院を開院。サンキューグループの代表として活躍している。各37の整骨院とともに地域の一番人気院として業績を上げている。B&M背骨ゆがみ矯正法を開発し「1回で効果が実感できる」と好評。現在では全国各地からその技術・経営法などを学びに来る先生方も多い。

寝屋川駅前整骨院

変形性膝関節症が進行すると痛みで、部屋に引きこもっているしまう患者も少なくない。その結果、筋肉が落ちますます歩かなくなるという悪循環に陥る。そんな状況を好転させる力が「B&M背骨ゆがみ矯正法」にはある!

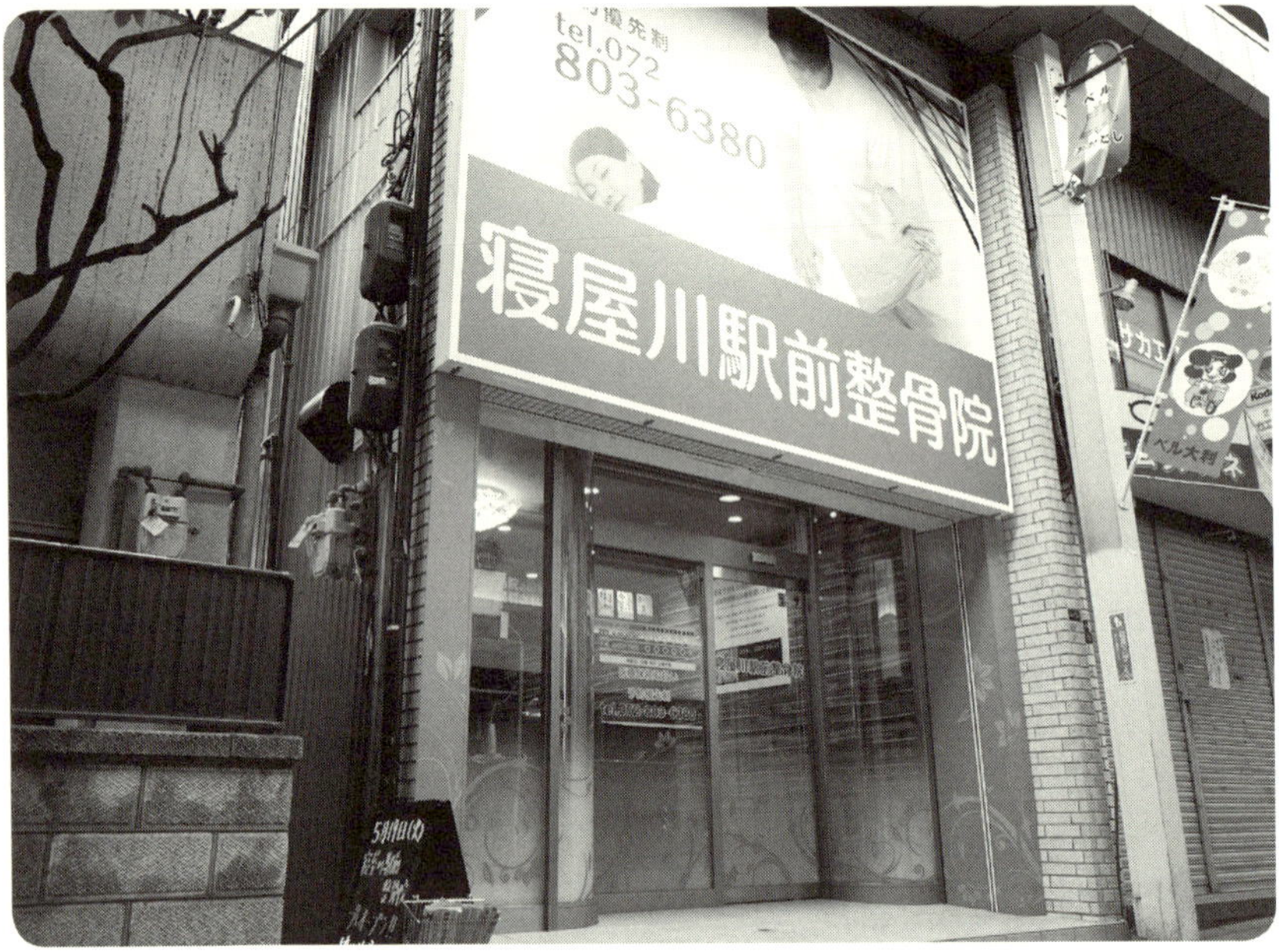

膝痛から起きる悪循環を好循環に変える施術がある!

診療時間

月〜金　9:00〜12:00　15:00 〜19:30
土　9:00〜13:00
休診日　日曜日、祝日

寝屋川駅前整骨院

〒572-0042 大阪府寝屋川市東大利町6-13
Tel. 072-803-6380
https://neyagawa-seikotsu.com/

院へのアクセス

電車ご利用の場合

京阪「寝屋川」駅より
徒歩５分

京阪寝屋川市駅から徒歩2分の寝屋川駅前整骨院は、変形性膝関節症にも高い治療効果を発揮する整骨院である。じつは変形性膝関節症は、悪循環の典型的な例がある。「力が入らない」→「動けない」→「安静にする」→「筋肉が弱る」→「軟骨がすり減る」→「痛む」。そして「痛む」から「力が入らない」となり、さらに筋力を失ってしまうのである。ここで脚に「力が入るようになる」と、「動けるようになる」→「筋力が戻る」→「軟骨が保護される」となり、その結果として好循環が続く。

悪循環を断ち切って、好循環に回すための方法の一つが「運動療法」である。しかしそもそも「力が入らない」のは「痛む」からであって、痛みが治まり、動くことができるようになれば、自然と筋力も増強されていく。もちろん筋力アップに効果を発揮する近年話題のＥＭＳ機器を併用すれば、さらに運動も楽になるだろう。

寝屋川駅前整骨院で採用している「Ｂ＆Ｍ背骨ゆがみ矯正法」は、全身の歪みを矯正するので膝の痛みが短時間で軽減することが多い。また背骨の矯正で膝の痛みが軽減したという実感によって、全身運動へのモチベーションが上がりやすい。そのため無理なく回復の好循環に入っていくことができる。ぜひ試してみてもらいたい。

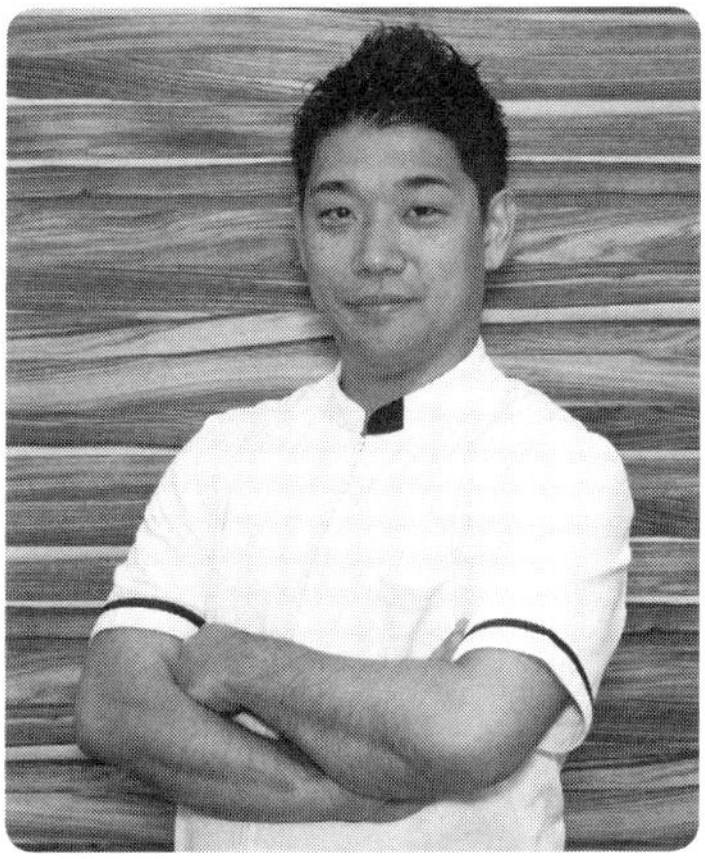

馬越啓一 先生

プロフィール

●まごし けいいち

1981年京都生まれ。整骨院の専門学校を卒業後、数々の治療を学び、京都市にかつら整骨院を開業。以降11年間に京都・大阪・兵庫など全国に37院を開院。サンキューグループの代表として活躍している。各37の整骨院とともに地域の一番人気院として業績を上げている。B&M背骨ゆがみ矯正法を開発し「1回で効果が実感できる」と好評。現在では全国各地からその技術・経営法などを学びに来る先生方も多い。

針中野駒川整骨院

東住吉地区ナンバーワンの人気店であり、膝痛の治療でも高い実績をあげている。口コミで患者が集まり続けているようで、人が人を呼び込む展開となっている。膝痛で悩んでいる人にはお勧めの整骨院である。

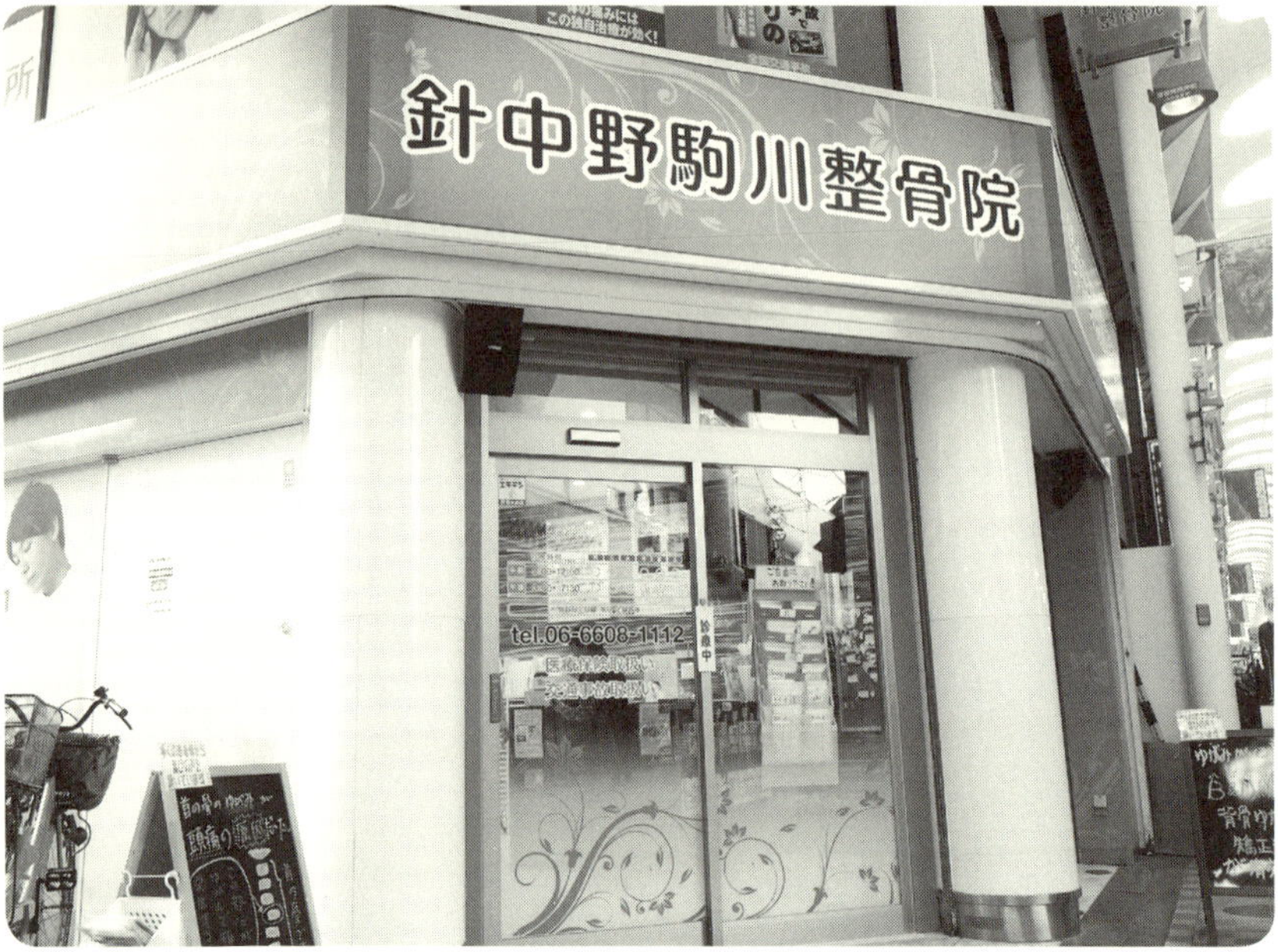

東住吉地区きっての人気整骨院
膝の痛みで悩んでいるなら即予約を！

診療時間

月～金　9:00～12:00　15:00～19:30
　土　　9:00～13:00
休診日　日曜日、祝日

針中野駒川整骨院

〒546-0043 大阪府大阪市東住吉区駒川5-8-9
Tel. 06-6608-1112
https://komagawa-seikotsuin.com/

院へのアクセス

電車ご利用の場合

近鉄南大阪線
「針中野」駅より
徒歩3分
地下鉄谷町線
「駒川中野」駅より
徒歩10分

針

中野駒川整骨院の施術は、「B&M背骨ゆがみ矯正法」によって行われる。即効性に優れているのが特徴で、1回で効果が表れる場合もある。ただし、良い状態を維持するためには、最低でも6回の施術が推奨されている。その後、多くの患者は修正された骨格や筋肉が再び生活習慣によって元に戻らないよう定期的に施術を受けているケースが多い。

変形性膝関節症の場合、悪化すると膝が変形してしまうため、その恐怖から予防措置として定期的に調整を希望する人が少なくない。

もともと歪みのない身体が、バランスを崩して痛みを伴うようになるのは、生活習慣にともなう身体の動かし方と関係がある。年齢が高くなるほど癖は抜けにくく、せっかく6回の施術で解消した歪みが戻り、痛みが再発してしまうケースもある。変形性膝関節症の治療でも痛みを取るだけではなく、体の癖（歪み）を治すことにも力を注ぎ、根本治療へとつなげている。近鉄南大阪線・針中野駅から徒歩3分。駅近のため忙しい人にも通いやすく、優先予約制のために待つこともない。40代、50代の働き盛りの人でも、忙しい合間を縫って治療を受けることが可能だ。

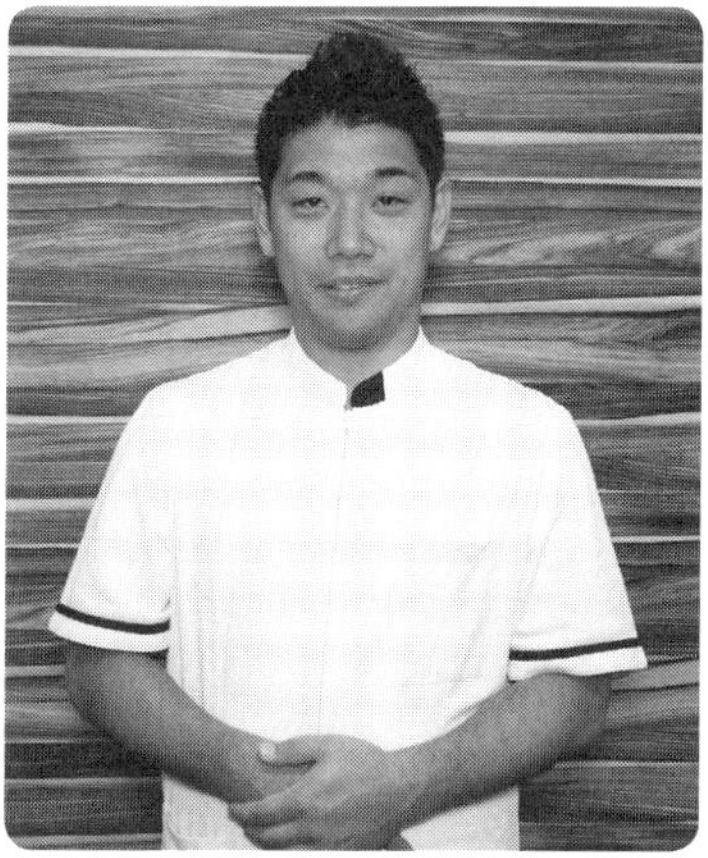

馬越啓一 先生

プロフィール

●まごし けいいち

1981年京都生まれ。整骨院の専門学校を卒業後、数々の治療を学び、京都市にかつら整骨院を開業。以降11年間に京都・大阪・兵庫など全国に37院を開院。サンキューグループの代表として活躍している。各37の整骨院とともに地域の一番人気院として業績を上げている。B&M背骨ゆがみ矯正法を開発し「1回で効果が実感できる」と好評。現在では全国各地からその技術・経営法などを学びに来る先生方も多い。

ひまわり中央整骨院　京成立石駅前院

患者一人ひとり症状が違うのは当たり前。時間をかけた問診でその違いを理解し、患者の症状にあった治療を行っている。子供連れでもスタッフが見ている間に治療を受けられるなど、細かなサービスも人気の秘密である。

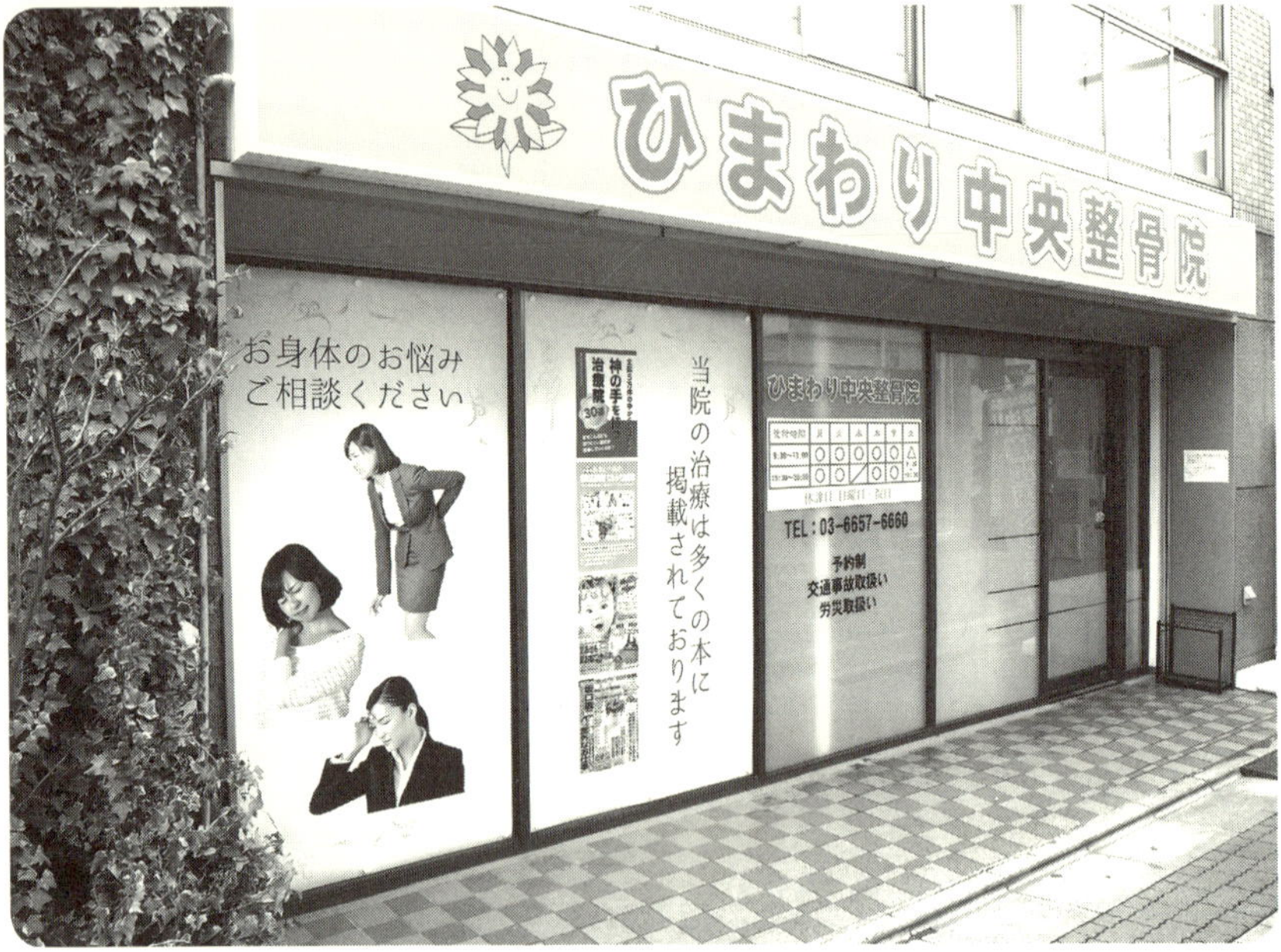
ひまわり中央整骨院
お身体のお悩み
ご相談ください
当院の治療は多くの本に
掲載されております
ひまわり中央整骨院
TEL：03-6657-6660
予約制
交通事故取扱い
労災取扱い

完全自費のオーダーメイド施術で その人にピッタリの治療を提供する

診療時間

月～金　9:30～13:00　15:30～20:00
　土　　9:30～14:30
休診日　日曜日、祝祭日

ひまわり中央整骨院 京成立石駅前院

〒124-0012　東京都葛飾区立石１丁目15-10
Tel. 03-6657-6660
https://himawarichuo-tateishi.com/

院へのアクセス

電車ご利用の場合
京成押上線「京成立石」駅より
徒歩１分

お車ご利用の場合
〈駐車場のご案内〉
契約駐車場有

この整骨院の特徴は、徹底的なカウンセリングを基に不調の原因を探り、その改善を目的とした完全自費でのオーダーメイド施術を行っていること。一人ひとりの患者にあった治療法と改善指導は治療効果も高く、近隣でも評判となっている。

例えば、この治療院で変形性膝関節症の患者を治療したときには、仕事内容が関節症に深い関係を持っていることがわかった。この方は75歳の女性だったがスーパーで働いており、値札貼り業務で右側に荷重をかけることが多いことが判明した。どのようにすれば右側に荷重がかかり過ぎないのか、身体の使い方を指導し、再発しにくい身体の動かし方を習得してもらったという。

患者にとってベストな治療を目指すということは、治療院サイドが考える治療内容と患者が求めている内容をしっかりすり合わせ、同じ方向を向いて治療していることを患者にも理解してもらう必要がある。そのために必要なコミュニケーション能力も含めて、すべてのスタッフが高い技術を持つよう院内の教育もしっかり行われている。完全自費でのオーダーメイド施術のため、患者からも高いレベルを要求される。それに応えられる施術レベルの高さが、この整骨院にはある。

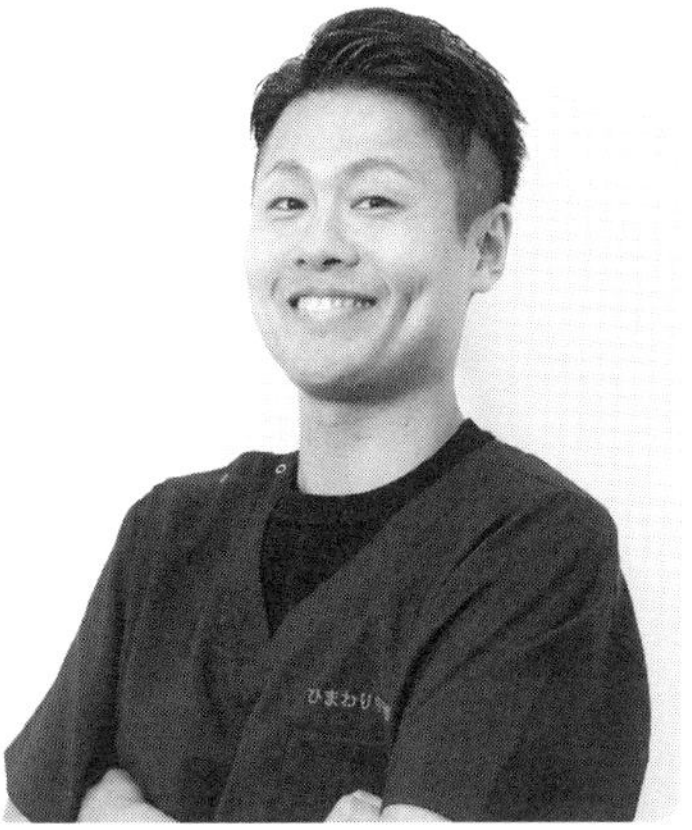

佐藤 規幸 先生

プロフィール

●さとう のりゆき

1985年生まれ東京都出身。2008年に帝京平成大学を卒業した。

施術者はあくまでもサポート役に徹することを心がけ、患者にとって最も必要な治療が何かを考えていることが重要だと、佐藤先生は語っている。だからこそ治療院側が提案した治療回数や宿題を守り、患者自身が健康回復に向かって歩んでいる姿に、佐藤先生は感謝と感動を覚えるのだという。

ひまわり中央整骨院 東松戸駅前院

膝の痛みについては、基本的には膝周囲の筋の緩和と、膝にかかる負荷の改善となる。その治療をどのような施術で行い、どうやって再発しない身体を作っていくのか、そこにオーダーメイド施術の力が発揮されている。

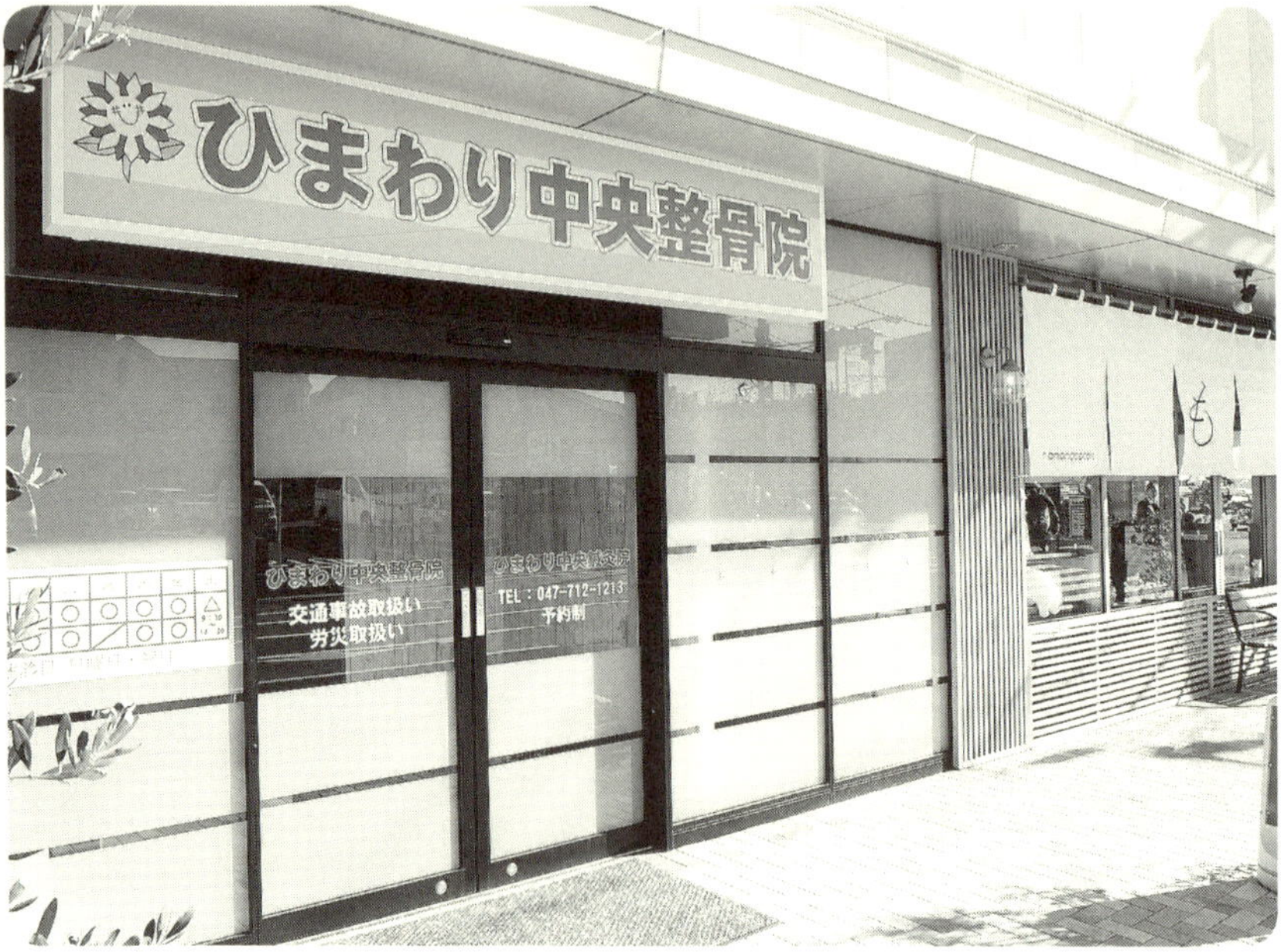

問診にも時間をかけ
ピッタリの治療法で根本から回復させる

診療時間

月～金　9:30～13:00　15:30～20:00
水　9:30～13:00　土　9:30～14:30
休診日　日曜日、祝祭日

ひまわり中央整骨院 東松戸駅前院

〒270-2225　千葉県松戸市東松戸3-6-11
Tel. 047-712-1213
https://himawarichuo-higashimatsudo.com/

院へのアクセス

電車ご利用の場合
JR武蔵野線・北総線「東松戸」駅より徒歩1分

お車ご利用の場合
「松戸I.C」より11分

〈駐車場のご案内〉
契約駐車場156台有

藤澤先生の施術のモットーは、根本的に改善すること。そのためには一人ひとりに時間をしっかりかける必要があり、自費診療によるオーダーメイド施術もポイントともなった。また患者を待たせない予約優先性も、運営をする上では必要不可欠なものとなった。

この治療院でのメインの施術は、スポーツマッサージと矯正治療で、不調を繰り返さない身体づくりを行う。また再発に通じる習慣や体の使い方なども、問診でしっかりと把握。再発しないよう指導が行われる。さらに施術についても、ソフトなものからボキボキと力強いものまで、対応することができる。

ただ痛みを取るだけではなく、患者が何を求めて来院したのかをしっかりと把握し、その要望にどうやって応じていくのかを考え、治療計画とともに説明する技量をこの整骨院のスタッフは身につけている。

その場しのぎの施術は絶対にしないという固い決意を持ち、自費による全身調整を行っているので、患者からの要求水準も高い。それでも近隣からの高い支持を得ているのは、細やかな心配りと高いスキルによるものだろう。

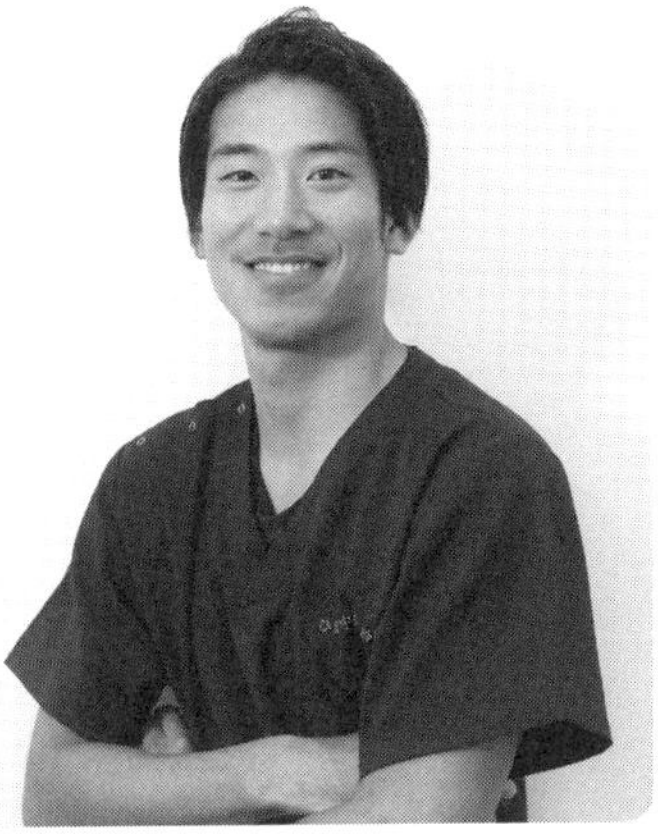

藤澤 健人 先生

プロフィール

● ふじさわ けんと

1990年東京都出身。2018年に帝京平成大学を卒業。藤澤先生は、「健康、笑顔、幸せに従事する」ことを目指している。そのため患者が本当に求めているのはどのようなもので、どうすれば患者の幸せが増していくのかを考えるようにしているという。電話だけではなく、ネットやラインでの予約も受け付ける予約優先性が導入されているのも、時間を気にすることなく施術できるようにという患者への気配りからだという。

ひまわり中央整骨院 八潮駅前院

メディアでも話題の治療院であり、自由診療を基本とするのに開院3年間で延べ1万人の患者が受診した実績を誇る。この治療院の施術方法は、患者だけではなく、治療家からも注目を浴びている。

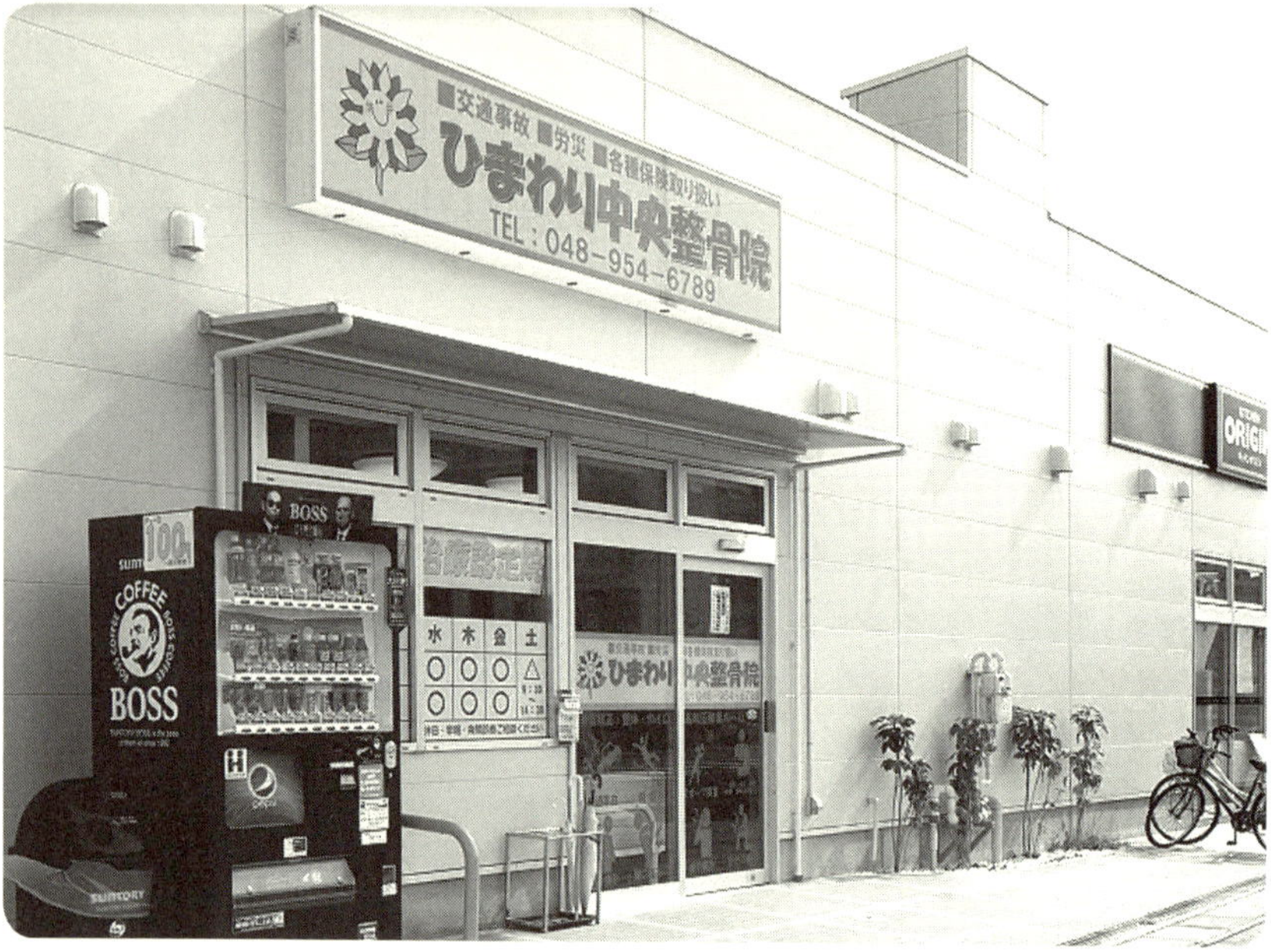

根本原因を解決するカウンセリングと丁寧なアフターフォローが再発を防止

診療時間

月～金　9:30～13:00　15:30～20:00
水　9:30～13:00　土　9:30～14:30
休診日　日曜日、祝祭日

ひまわり中央整骨院 八潮駅前院

〒340-0822 埼玉県八潮市大瀬４丁目1-1
Tel. 048-954-6789
http://himawarichuo.com/

院へのアクセス

電車ご利用の場合
つくばエクスプレス線「八潮」駅
より徒歩３分

お車ご利用の場合
〈駐車場のご案内〉
契約駐車場50台有

幅広い症状への対応が可能なため、健康保険に頼らない自由診療によるオーダーメイド治療を基本としている。また根本原因を解決しないで痛みだけを取るような対処療法をせず、初回は1時間程度の時間を取り、丁寧なカウンセリングを実施する。

また施術後のアフターフォローも徹底されており、自宅でも簡単にできるセルフケアやストレッチの方法も丁寧に指導している。身体がバランスを崩し、痛みが再発しないためにはどうすればいいのかを、スタッフ全員が考えており、根本治療に対する意識は非常に高い。

治療効果の高さが口コミで評判を呼び、開院3年間で延べ1万人の患者が受診し、累計3万６０００回の施術実績を誇る治療院として知られている。患者数は多いものの予約優先制となっており、患者を待たせない配慮も、しっかり行われている。

施術への信頼度の高さから医師・理学療法士などからも推薦を受けて来院する患者も多い。逆に整体での改善が難しいと判断した場合には、最適の専門医療機関を紹介するといった専門家同士のネットワークが患者の安心感を高めている。また、雑誌・新聞・ラジオなどのメディアに取り上げられることも多い治療院でもある。

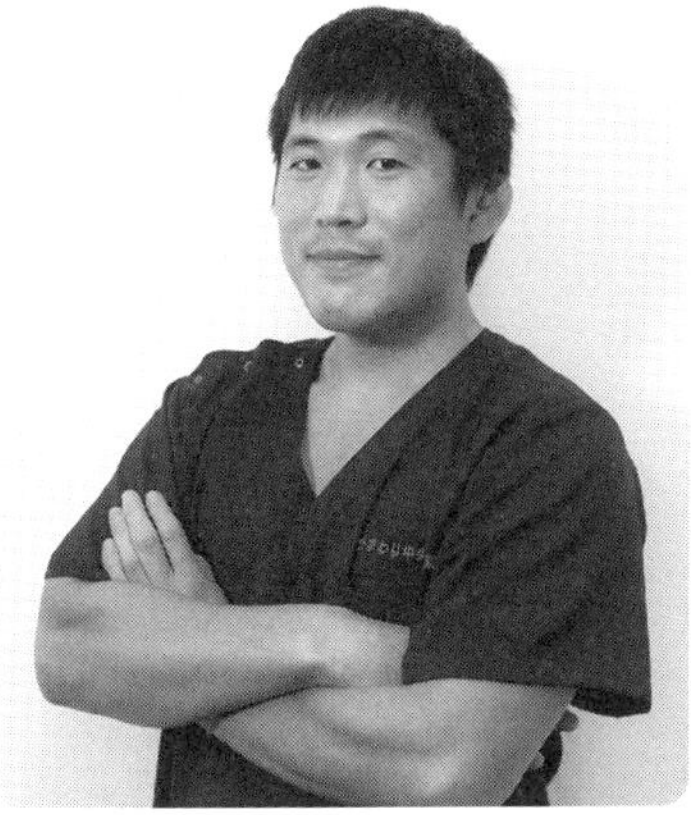

成清 剛広 先生

プロフィール

● なりきよ たけひろ

1982年福岡県出身。お茶の水はりきゅう専門学校卒業。「一人でも多くの痛み、痺れに悩んでいる患者のために役に立ちたい」「好きこそ物の上手なれ」の言葉の通り、飽くことのない整体への興味がより良い治療を生み出す原動力の一つとなっている。来院した方が毎日を健康に過ごしてもらうためにも、治療家として成長し続けることが重要だと考えている。

ひょうたん整骨院

ひょうたん整骨院で使っている「B&M背骨ゆがみ矯正法」はわずか6回で痛みから解放してくれる施術である。患部だけでなく全体の歪みを正し、痛みを改善する施術思想は膝痛との相性もよい。

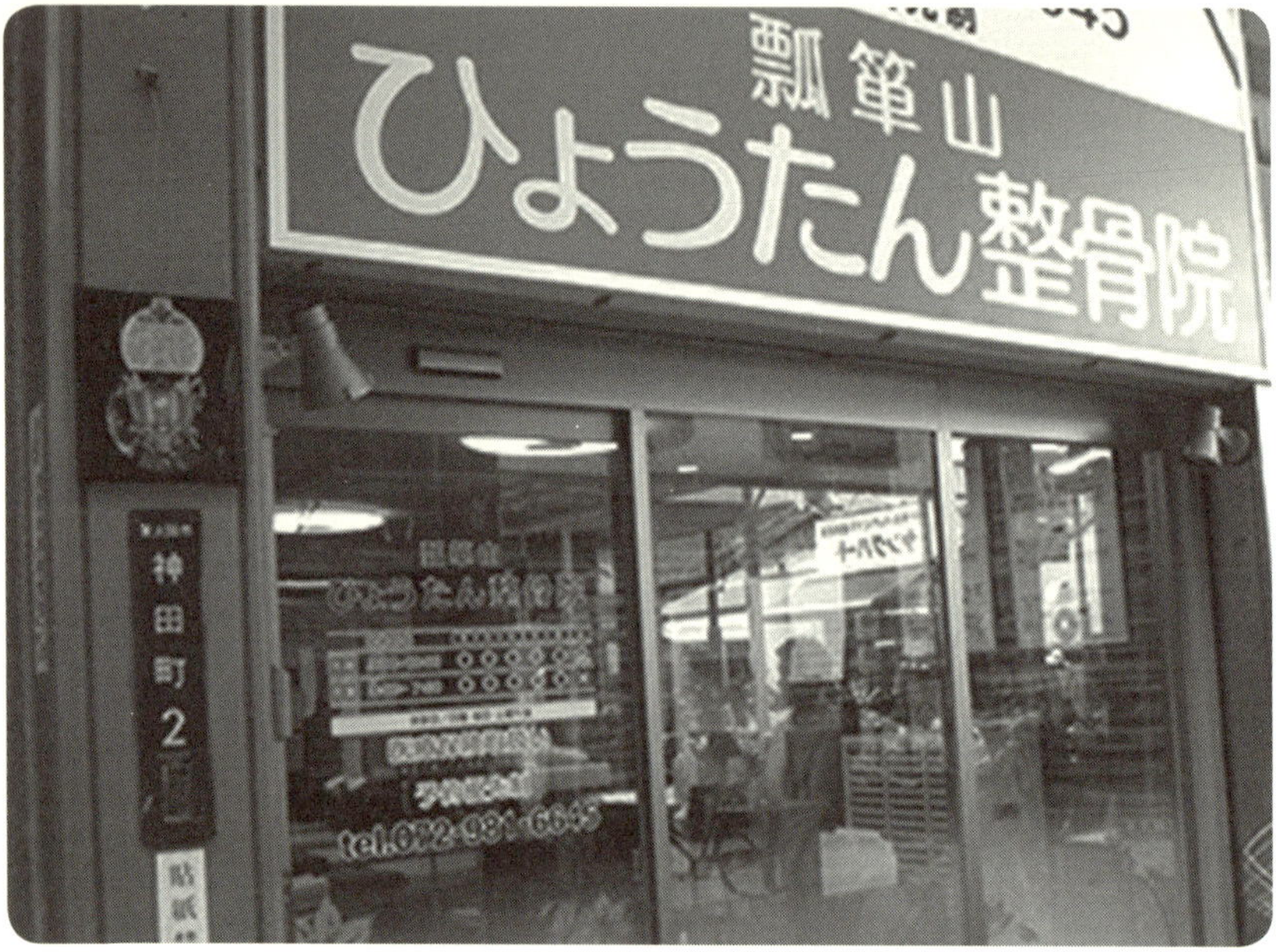

全身のバランスを整える施術が膝に溜まる水にも効果を発揮する

診療時間

月〜金　9:00〜12:00　15:00〜19:30
土　9:00〜13:00
休診日　日曜日、祝日

ひょうたん整骨院

〒579-8058 大阪府東大阪市神田町2-7
Tel. 078-981-6645
https://hyoutan-seikotsu.com/

院へのアクセス

電車ご利用の場合
近鉄奈良線
「瓢箪山」駅より
徒歩1分

変形性膝関節症の初期症状の一つが、膝に水がたまること。よく「膝の水を抜くとクセになる」とも言われ、症状が改善しないままに何度も膝の水を抜くことに不安を覚える患者も少なくない。

そもそも膝に水が溜まる原因の一つは、関節の内部にある滑膜の炎症である。だから膝痛があって膝に水が溜まったときには、その炎症を治す必要がある。では、その炎症がどこからきているのかというと、困ったことにいろいろな可能性がある。腰痛や首痛、肩こりなどと関係することも珍しくはない。

そのため根本原因を治療するなら、とにかく体の全体のバランスを整える必要がある。馬越先生の考案した「B&M背骨ゆがみ矯正法」は、独自の背骨矯正法によって背骨の歪みを正し、さらに筋肉の深部のバランスを取り戻していく施術である。治療は6回で痛みを確実に改善すると高い評価を得ている。身体の中心である背骨から整えていくので、膝だけの治療でかえって身体のバランスが崩れるといったこともない。変形性膝関節症になった人が、ドクターショッピングの末にたどり着く最後の整骨院と呼ばれるのも納得である。

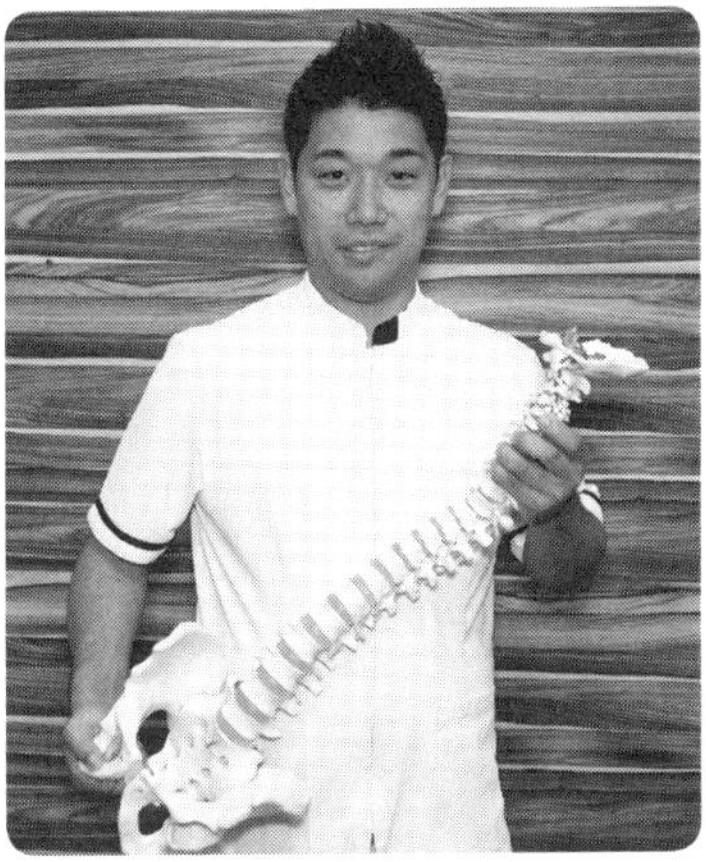

馬越啓一 先生

プロフィール

●まごし けいいち

1981年京都生まれ。整骨院の専門学校を卒業後、数々の治療を学び、京都市にかつら整骨院を開業。以降11年間に京都・大阪・兵庫など全国に37院を開院。サンキューグループの代表として活躍している。各37の整骨院とともに地域の一番人気院として業績を上げている。B&M背骨ゆがみ矯正法を開発し「1回で効果が実感できる」と好評。現在では全国各地からその技術・経営法などを学びに来る先生方も多い。

瓢箪山駅前整骨院

膝関節の非常に複雑な構造をしており、骨盤や背骨などとも連動して動いている。だからこそ膝痛は全身のバランスを考慮しながら治療していく必要がある。そんな膝の特性にピッタリな整骨院が東大阪にある。

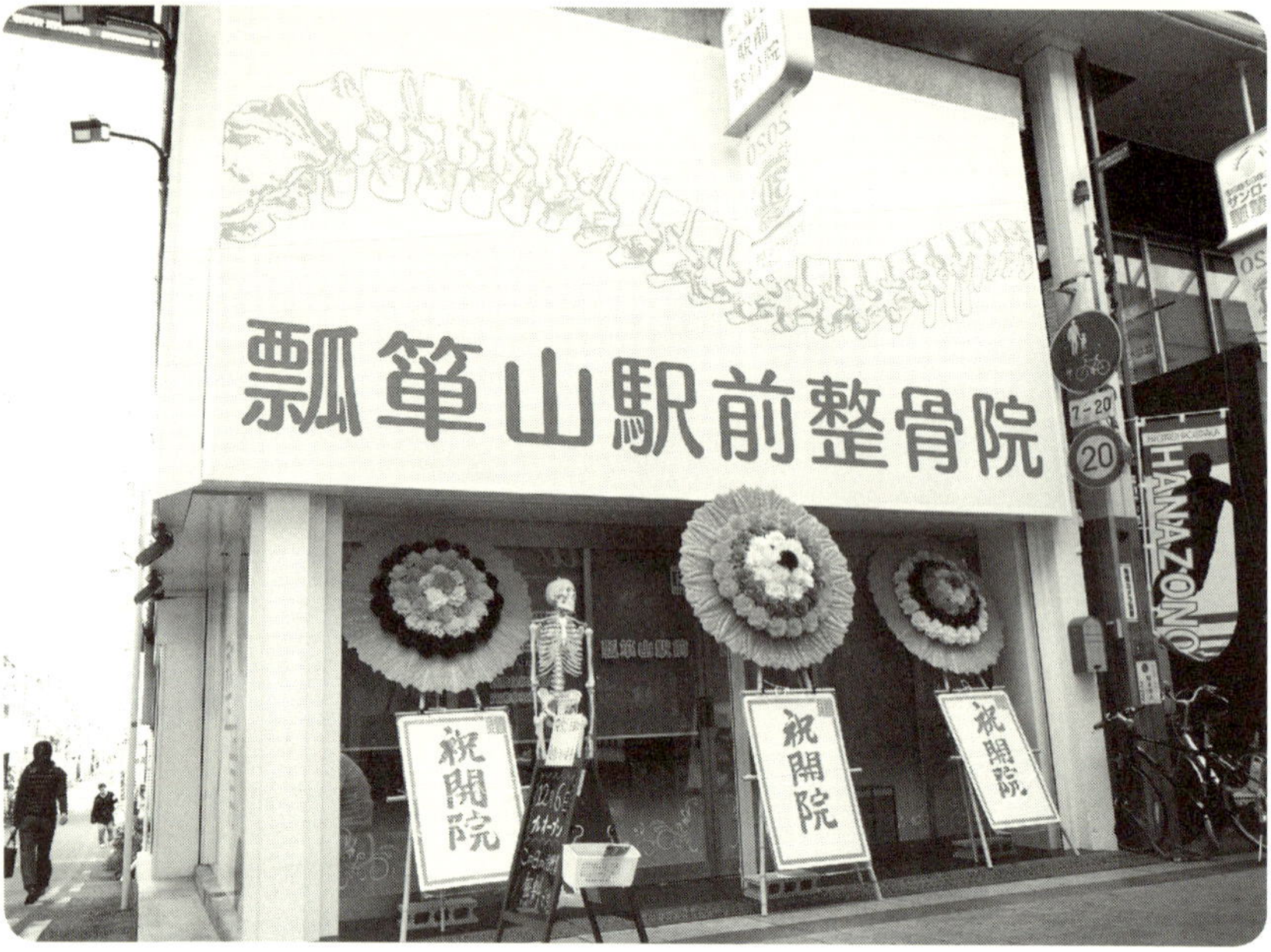

膝痛軽減のポイントは
身体全体のバランス調整

診療時間

月〜金　9:00〜12:00　15:00〜19:30
　土　　9:00〜13:00
休診日　日曜日、祝日

瓢箪山駅前整骨院

〒579-8046 大阪府東大阪市昭和町 2-6
Tel. 072-984-0771
https://hyoutanyama-seikotsu.com/

院へのアクセス

電車ご利用の場合
近鉄奈良線
「瓢箪山駅」駅より
徒歩２分

変形性膝関節症の治療の難しさは、膝を中心とした脚の複雑な構造と関係がある。多くの人はまっすぐな足が体重を支えていると考えがちである。しかし膝から垂直に伸ばした線より、足元は内側に4～5度傾いており、膝より上は外側に9～10度傾いている。普段は意識することもないが、そうした微妙な傾きを骨盤や背骨が吸収して、私たちは歩いたり走ったりしているのである。

当然のことながら膝の重心も、動いている中で複雑に変わってくる。そのため痛みが発生する骨と骨の接点も変わってきてしまう。だからこそ膝痛には、根本的に治療したいなら膝だけではなく、膝と連動して動いている骨盤や背骨の歪みをただせる治療法が必要となるのである。

6回で痛みを確実に改善する「B&M背骨ゆがみ矯正法」は、背骨矯正法によって背骨の歪みを正し、さらに筋肉の深部のバランスを取り戻していく施術だ。即効性もある。瓢箪山駅前整骨院は、この施術を使うことで、地域一番として不動の地位を築いてきた。膝痛に悩んでいる人にこそ勧めたい施術だ。スタッフの対応なども気持ちがよく、来院すれば気分も明るくなると評判である。

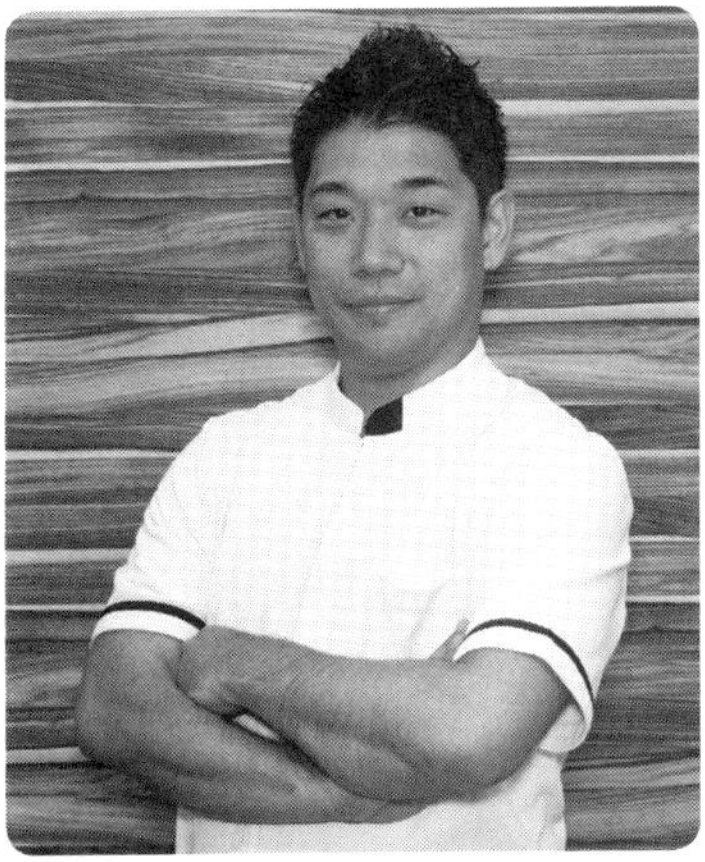

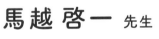

馬越啓一 先生

プロフィール

●まごし けいいち

1981年京都生まれ。整骨院の専門学校を卒業後、数々の治療を学び、京都市にかつら整骨院を開業。以降11年間に京都・大阪・兵庫など全国に37院を開院。サンキューグループの代表として活躍している。各37の整骨院とともに地域の一番人気院として業績を上げている。B&M背骨ゆがみ矯正法を開発し「1回で効果が実感できる」と好評。現在では全国各地からその技術・経営法などを学びに来る先生方も多い。

伏見桃山整骨院

一流の治療家とは「患者からの満足度の高い人」であるという意識を基に、スタッフの人間力も高めていこうとしている伏見桃山整骨院。患者に真摯に向き合おうとする姿勢と高い技術力は、多くの人に深い共感を呼んでいる。

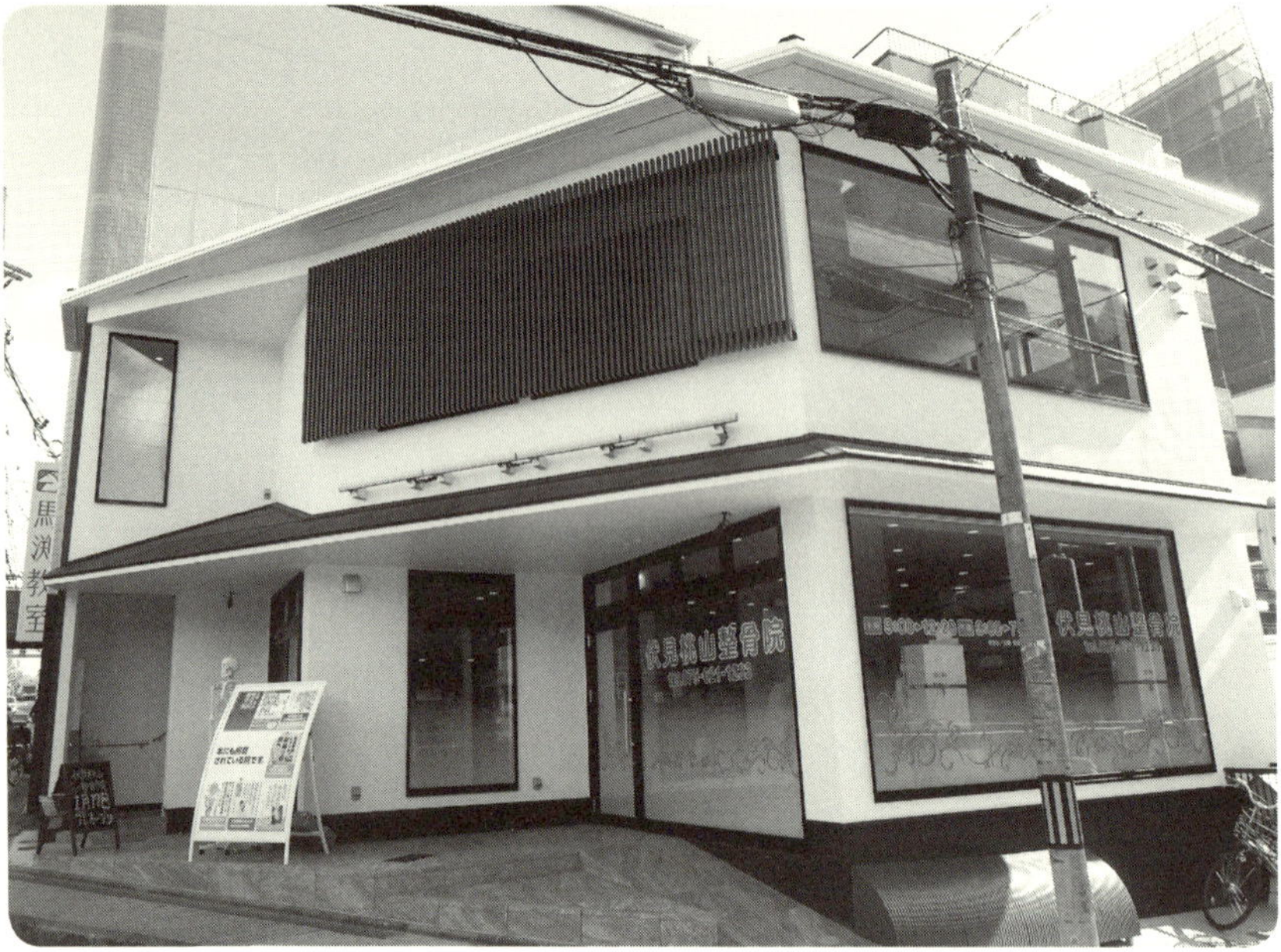

また会いたくなるようなスタッフが患者を待っている整骨院

診療時間

月～金　9:00～12:00　15:00～19:30
土　9:00～13:00
休診日　日曜日、祝日

伏見桃山整骨院

〒612-8083 京都府京都市伏見区京町3-172-1-2
Tel. 075-621-1233
https://fushimimomoyama-seikotsu.com/

院へのアクセス

電車ご利用の場合

京阪本線
「伏見桃山」駅より
徒歩1分

60歳以上の膝痛のほとんどが変形性膝関節症とされ、日本の潜在的な患者数は３０００万人とも推定される。最初は階段の上り下りや立ち上がったときだけ痛みを感じていたのに、日常生活にも支障をきたすようになってしまう。

そうすると外に出かけるのが億劫となって動かなくなり、その結果として体重が増え、膝への負担が増してしまう。さらに自宅に引きこもりがちになることでストレスが増え、メンタル面からも痛みが強くなってしまう。しかも変形性膝関節症の治療では重要なストレッチや筋力アップに有効なＥＭＳ機器を併用した運動へのモチベーションも低下してしまう。この悪循環を断つためには、短時間で痛みを軽減する必要がある。

その要望にピッタリと当てはまるのが、「Ｂ＆Ｍ背骨ゆがみ矯正法」だ。この施術は、６回の治療で痛みを確実に改善することで知られている。独自の背骨矯正法によって背骨の歪みを正し、さらに筋肉の深部のバランスを取り戻していくので、患部の膝だけではなく、膝に連動する身体全体を調整することができる。筋力が落ちきらないうちに治療を受ければ、より早く生活が改善できる。膝の痛みを感じたらすぐに来院してほしい。

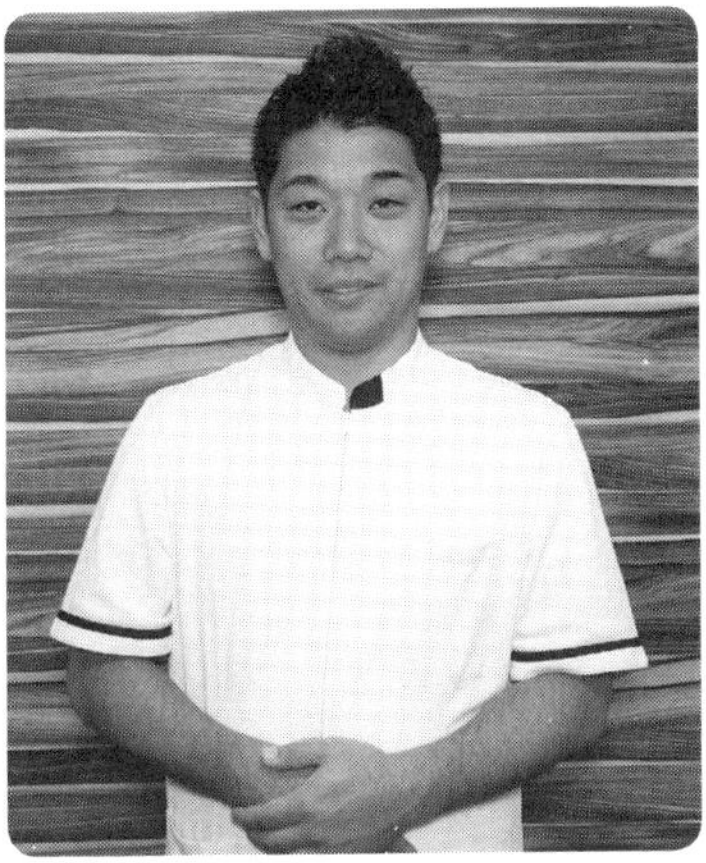

馬越 啓一 先生

プロフィール

●まごし けいいち

1981年京都生まれ。整骨院の専門学校を卒業後、数々の治療を学び、京都市にかつら整骨院を開業。以降11年間に京都・大阪・兵庫など全国に37院を開院。サンキューグループの代表として活躍している。各37の整骨院とともに地域の一番人気院として業績を上げている。B&M背骨ゆがみ矯正法を開発し「1回で効果が実感できる」と好評。現在では全国各地からその技術・経営法などを学びに来る先生方も多い。

江戸川平井整骨院

症状が進行すれば、関節が曲がって歩けなくなる変形性膝関節症。その恐怖も「B&M背骨ゆがみ矯正法」は軽減することができる。江戸川平井整骨院に通っていれば、死ぬまで歩けそうだという希望を抱ける治療がここにある。

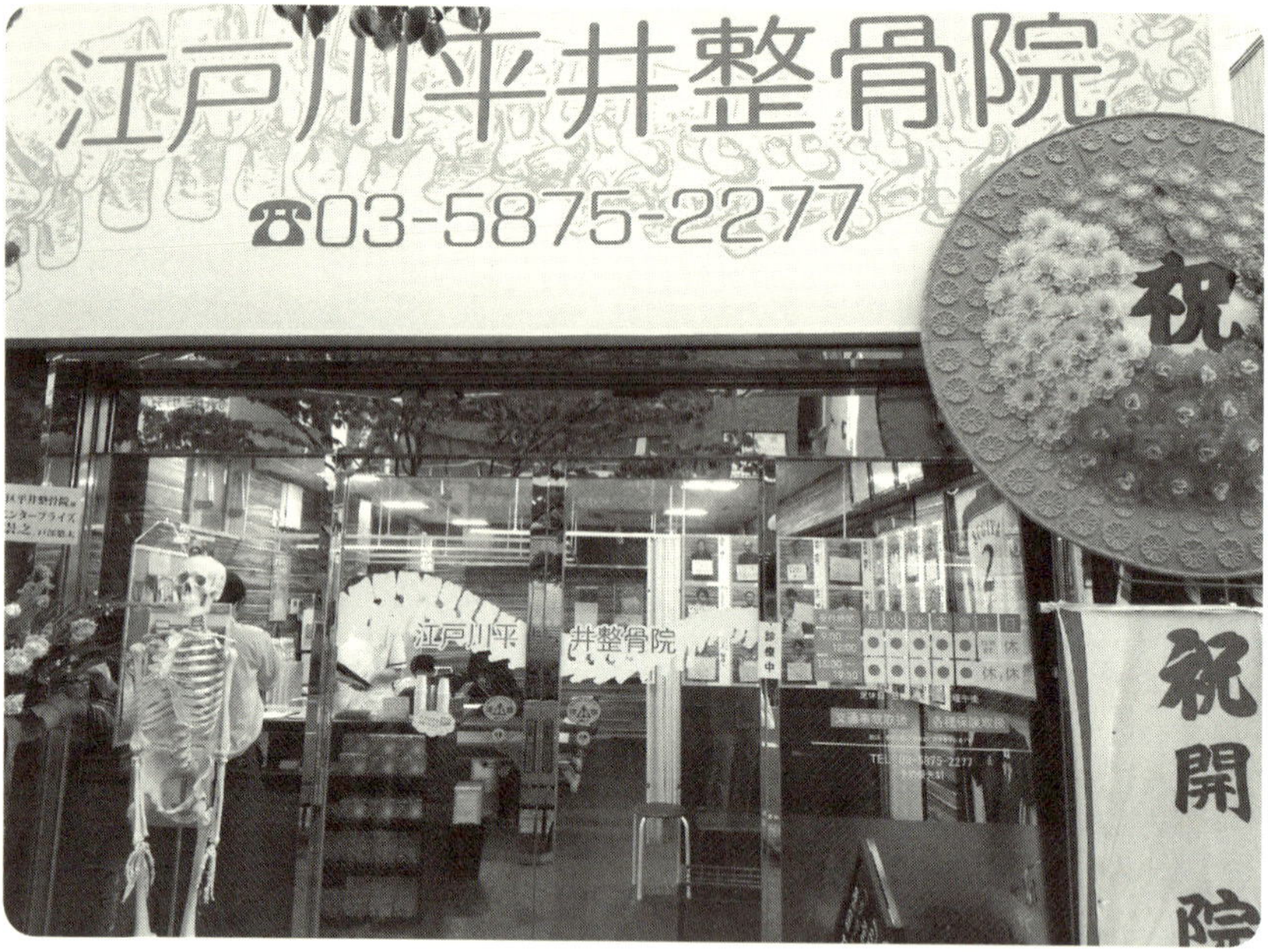

歩けなくなる不安を吹き飛ばす 独自施術の治療効果に注目!

診療時間

月～金　9:00～12:00　15:00 ～19:30
土　9:00～13:00
休診日　日曜日、祝日

江戸川平井整骨院

〒132-0035 東京都江戸川区平井３丁目25-10
Tel. 03-5875-2277

院へのアクセス

電車ご利用の場合

JR「平井」駅より
徒歩２分

スーパーマーケットが充実し、昔ながらの人情味あふれる商店街もある平井駅周辺は、住みやすい街として名前が挙がることもある東京の東側にある。江戸川平井整骨院は、その平井駅から徒歩2分の場所にある。

駅から院が近いことは、変形性膝関節症の患者にとっては大きなポイントだろう。よく知られている通り、変形性膝関節症が進行すると歩くことが難しくなる。関節の軟骨がほとんど消滅し、いわゆるO脚のように関節が変形していくこともあるからだ。激しい痛みで身の回りのことができなくなってしまったりもする。この歩けなくなることへの恐怖によって、精神的に追い詰められてしまう患者も少なくない。現状、軟骨を完全に再生する方法はないと言われており、基本的には症状が進行しないように息長く対処していくことが必要となる。また症状と加齢の関連性も指摘されており、老化にも対抗していかなければならない。

重症の変形性膝関節症の患者の望みは、死ぬまで歩き続けたいといったものが多い。そもそも加齢に負けない身体を維持することは、全身の歪みを正す「B&M背骨ゆがみ矯正法」の得意分野でもあり、同院に通う患者の評価は高い。

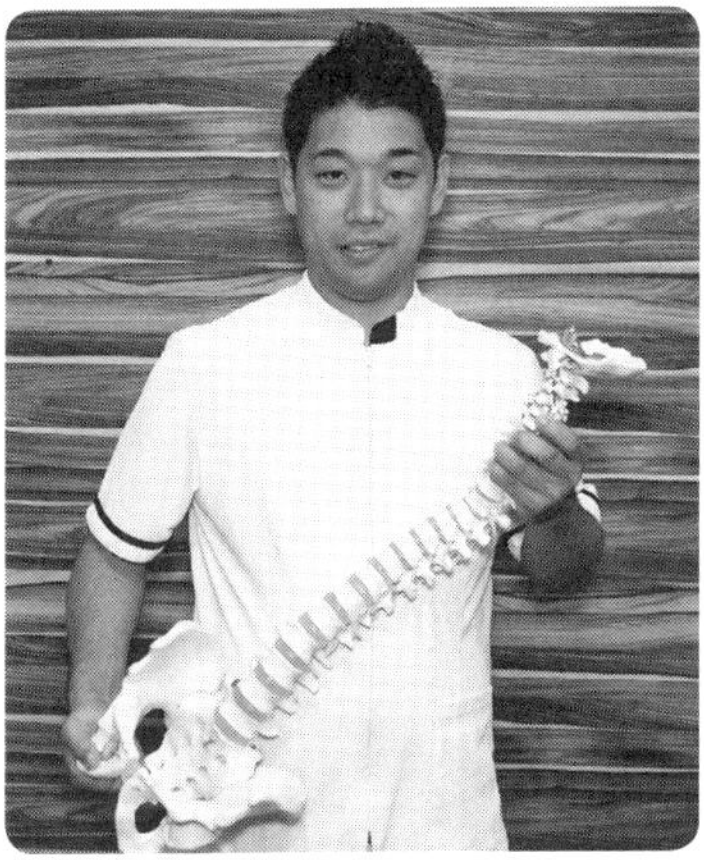

馬越 啓一 先生

プロフィール

●まごし けいいち

1981年京都生まれ。整骨院の専門学校を卒業後、数々の治療を学び、京都市にかつら整骨院を開業。以降11年間に京都・大阪・兵庫など全国に37院を開院。サンキューグループの代表として活躍している。各37の整骨院とともに地域の一番人気院として業績を上げている。B&M背骨ゆがみ矯正法を開発し「1回で効果が実感できる」と好評。現在では全国各地からその技術・経営法などを学びに来る先生方も多い。

まつだ整骨院

身体の内側と外側の両方から整えていく整骨院として知られている。食事療法やビタミン療法が整骨院のメニューとして加わっていることは珍しいが、食事療法によって不定愁訴が解消したというケースも少なくない。

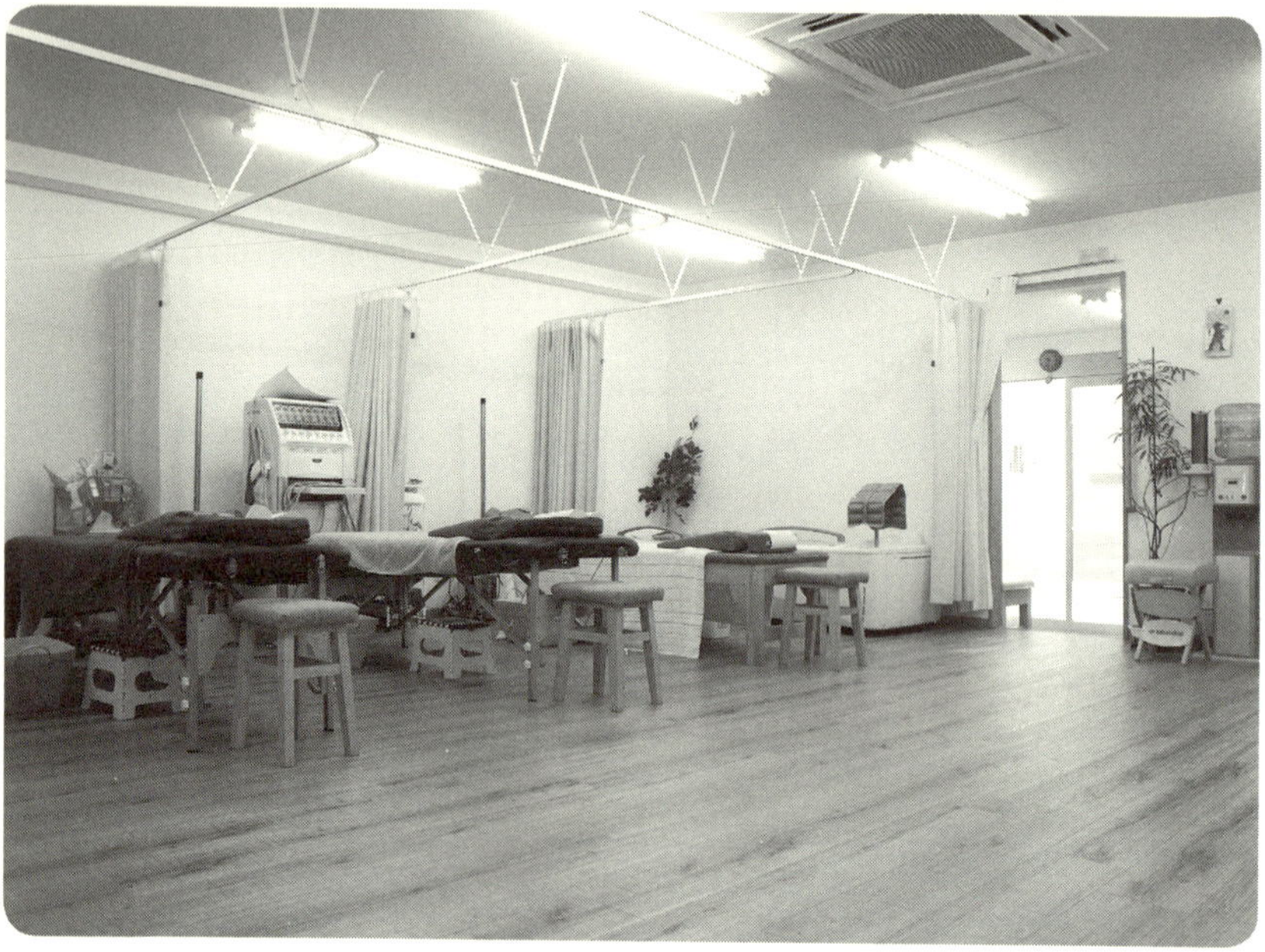

神戸大学研究の先進医療を実施し
食事療法からも身体を整えていく

診療時間

月〜金　9:30〜12:30　15:00〜19:30
土　9:30〜12:30　15:00〜18:00
休診日　木曜日、日曜日、祝祭日

まつだ整骨院

〒673-0037 兵庫県明石市貴崎 3-21-10-114
Tel. 078-925-2100
http://matsuda-seikotsu.xyz/

院へのアクセス

電車ご利用の場合
山陽電車「林崎松江海岸」駅
より徒歩５分

お車ご利用の場合
「明石I.C」より20分

〈駐車場のご案内〉
契約駐車場１台有

まつだ整骨院は、内側と外側の両方から身体をトータルにケアしていく。内側からはビタミン療法と食事療法。「体は食べ物でできている」を念頭に、しっかりした食事指導を行っている。外側からは背骨が本来の動きを取り戻せるように治療する「骨盤背骨矯正」と、神戸大学とまつだ整骨院だけで行われている先進医療「炭酸ガス療法」をメインにしている。

炭酸ガス療法はＮＨＫや新聞などにも取り上げられている療法で、神戸大学では、関節がより動きやすくなり、肉離れが改善した、筋肉疲労が回復したなどの効果が確かめられている。面白いところでは、部分痩せの効果なども確認されている。

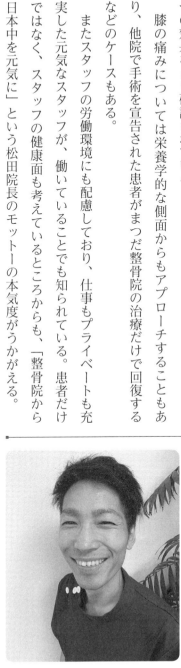

膝の痛みについては栄養学的な側面からもアプローチすることもあり、他院で手術を宣告された患者がまつだ整骨院の治療だけで回復するなどのケースもある。

またスタッフの労働環境にも配慮しており、仕事もプライベートも充実した元気なスタッフが、働いていることでも知られている。患者だけではなく、スタッフの健康面も考えているところからも、「整骨院から日本中を元気に」という松田院長のモットーの本気度がうかがえる。

松田 泰昌 先生

プロフィール

●まつだ やすまさ

1982年生まれ。2013年に東洋医療専門学校を卒業した。。一緒に働いてくれる仲間や患者が皆笑顔になれるような医院運営に力を入れている。患者ファーストの理念から初診が3時間に及ぶこともあるという。またスタッフが残業せず、年末年始・夏季休暇は7日以上取れるように配慮している。スタッフも心からの笑顔を見せられる治療院は、患者にとっても過ごしやすい場所だろう。

三鷹整骨院

地域人気一番店である三鷹整骨院。その人気の秘密は効果的な施術法、スタッフの高い質、リーズナブルな値段にあった。人気の秘密を体感したいのであれば、三鷹整骨院を訪ねてみてほしい。

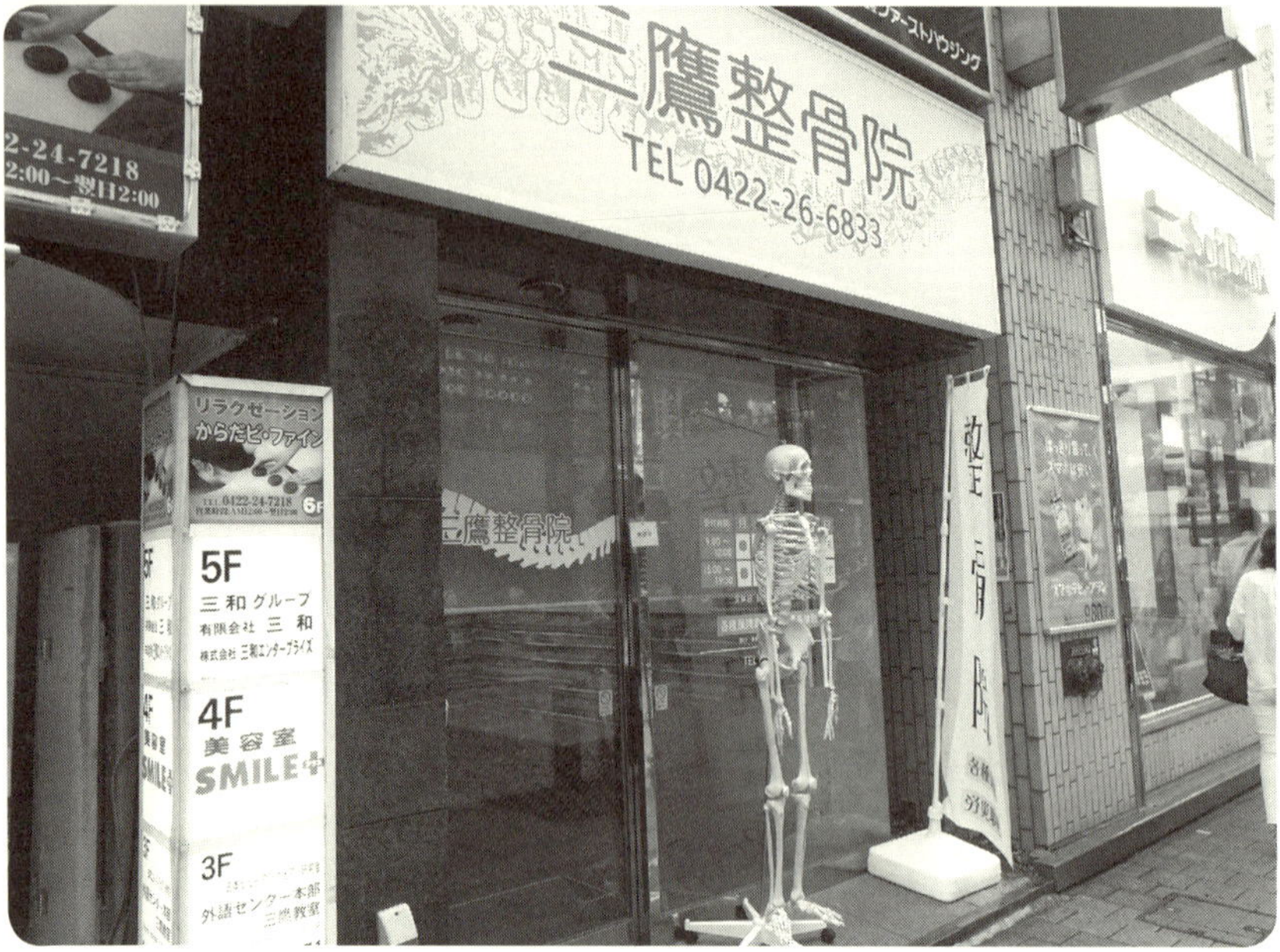

すぐに地域の人気一番店になる秘密は3つの強みがあった

診療時間

月〜金　9:00〜12:00　15:00〜19:30
土　9:00〜13:00
休診日　日曜日、祝日

三鷹整骨院

〒181-0013 東京都三鷹市下連雀3-27-14
Tel. 0422-26-6833
https://mitaka-seikotsu.com/

院へのアクセス

電車ご利用の場合

JR「三鷹」駅より
徒歩2分

三鷹の森ジブリ美術館へのアクセスポイントとして知られている三鷹駅。駅の喧騒を離れれば、静かな住宅地が広がっている。そんな三鷹駅から徒歩2分の場所に開院したのが三鷹整骨院である。この立地条件の良さは、「身体の痛い人が多い整骨院だからこそ、通院の負担を減らしたい」という馬越先生の想いから生まれたものだ。こうした理念の素晴らしさが患者に伝わり、口コミで人気店へと成長していったことは間違いないだろう。

では、具体的に何が他の整骨院と違うのだろうか？　まず、圧倒的な効果を持つ施術法だろう。「B&M背骨ゆがみ矯正法」の効果が人を引き付けている。さらに通うだけで元気になりそうなスタッフの丁寧で元気な仕事ぶりも重要だ。また自由診療でも通いやすい料金設定になっていることも大きい。特に変形性膝関節症などの持病を抱えている人からも高い支持を得ているのは、心身ともに調整してもらえることを多くの患者が実感しているからであろう。

生活改善や運動療法などを心理的に支えるスタッフがいるので、リピーターと口コミで患者が増えていく理想的な成長を三鷹整骨院は続けている。

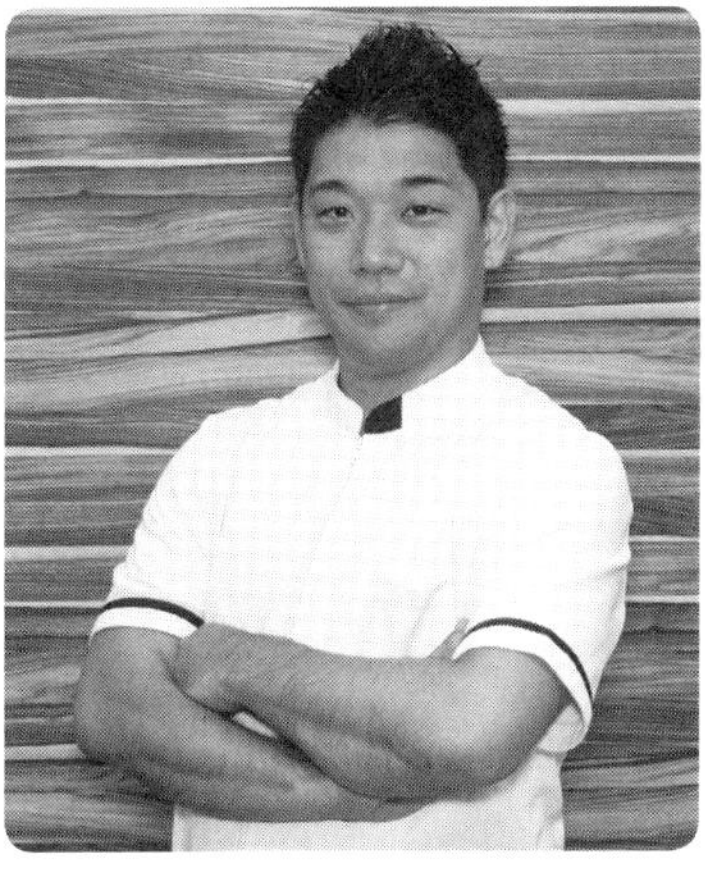

馬越 啓一 先生

プロフィール

●まごし けいいち

1981年京都生まれ。整骨院の専門学校を卒業後、数々の治療を学び、京都市にかつら整骨院を開業。以降11年間に京都・大阪・兵庫など全国に37院を開院。サンキューグループの代表として活躍している。各37の整骨院とともに地域の一番人気院として業績を上げている。B&M背骨ゆがみ矯正法を開発し「1回で効果が実感できる」と好評。現在では全国各地からその技術・経営法などを学びに来る先生方も多い。

吉井鍼灸整骨院

痛みを取るだけではなく、再発しにくい身体をつくるため、吉井式骨盤矯正法と身体の深部を緩める鍼灸治療を併用している。痛みのある場所だけではなく、原因の身体全体のアンバランスをしっかり整える治療を行う。

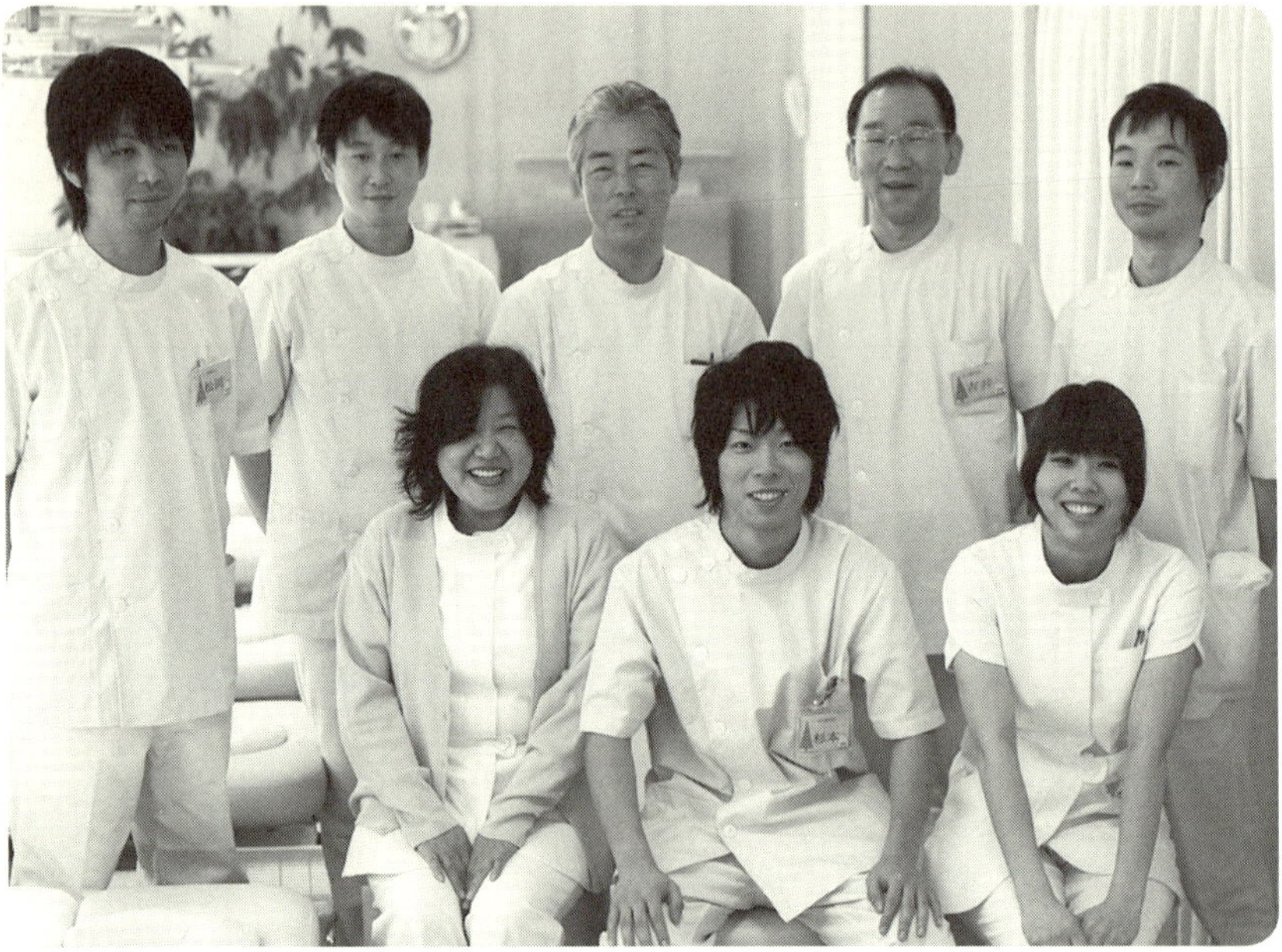

病院との協力関係でCTやMRIも活用
東洋医学と西洋医学の強みを活かす

診療時間

月～金	8:00～12:00	14:00～21:00
土	8:00～15:00	
祝	8:00～12:00	休診日　日曜日

吉井鍼灸整骨院

〒559-0017 大阪市住之江区中加賀屋 2-3-4
Tel. 06-6683-0855
http://www.yoshii-seikotsuin.com/

院へのアクセス

電車ご利用の場合
地下鉄四つ橋線「北加賀屋」駅より徒歩8分

お車ご利用の場合
「玉出I.C」より5分

吉井鍼灸整骨院の治療の特徴は、身体の歪みをただす吉井式骨盤矯正法と身体の深部の筋肉を緩める鍼灸治療にある。膝の痛みであれば、吉井式骨盤矯正法で両膝にバランスよく力がかかるように矯正。さらに鍼灸治療で深部の筋肉を緩めて、ゆがまない身体に戻していく。

さらに吉井鍼灸整骨院では、患者の症状や希望に応じて協力医院でのレントゲン検査、ＣＴ検査、ＭＲＩ検査を実施している。スタッフが吉井鍼灸整骨院から協力医院に送迎するなど、患者の負担にならない体制も整えているという。

協力医院と密な連携を図り、西洋医学的なアプローチを取り入れることで、西洋医学と東洋医学、双方の強みを治療に活かしている。患者からも、「今の身体の状態」が視覚的にもわかると好評だ。一方、治療院では治療器をなるべく使わない方向で、手技を中心に身体を整えていくことに力を入れている。

膝の治療については、病院での検査後、骨盤矯正で膝への負荷のバランスよく整え、同時にマッサージ、鍼灸、筋トレなどで身体全体を調整し、痛みを軽減し再発しない身体をつくっていくという。

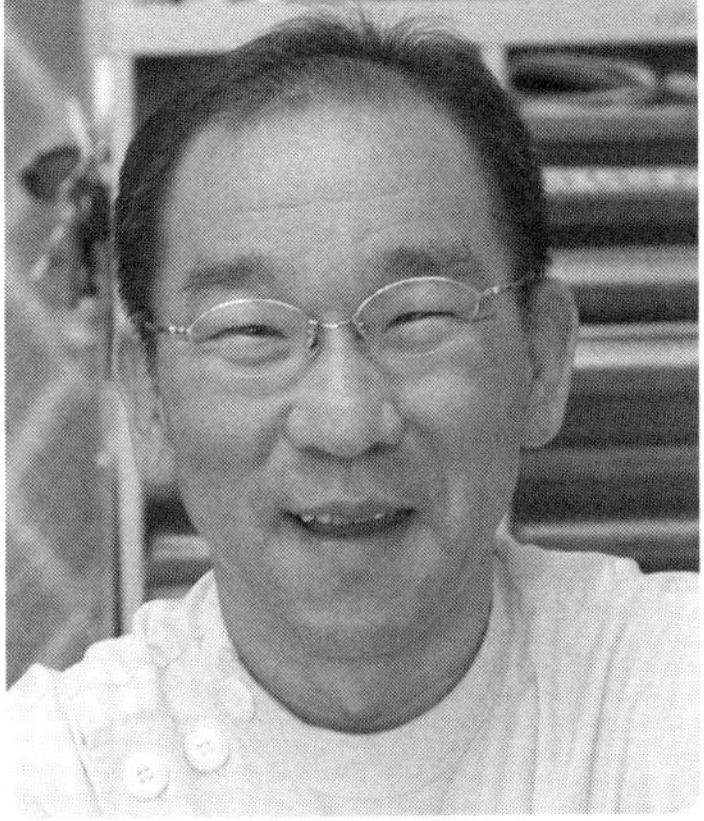

吉井利之 先生

プロフィール

●よしい としゆき

1961年大阪府出身。同志社大学商学部　明治鍼灸柔道整復専門学校を卒業。1989年9月に開業。患者を自分の家族だと思って接してきた結果、開設当初から30年間も通い続けてくれる人もいるほど、リピーターの多い治療院である。自分本位にならず、できるだけ患者に寄り添い一緒にゴールすることを目標としており、施術計画や日常生活での注意点なども、しっかり患者に説明している。

ライフガーデン茂原整骨院

姿勢矯正に加え、手技療法による柔軟性の改善、筋力強化のための電気治療や可動領域改善のためのストレッチなども治療に取り入れるなど、トータルで身体全体を整えていく治療は高い評価を得ている。

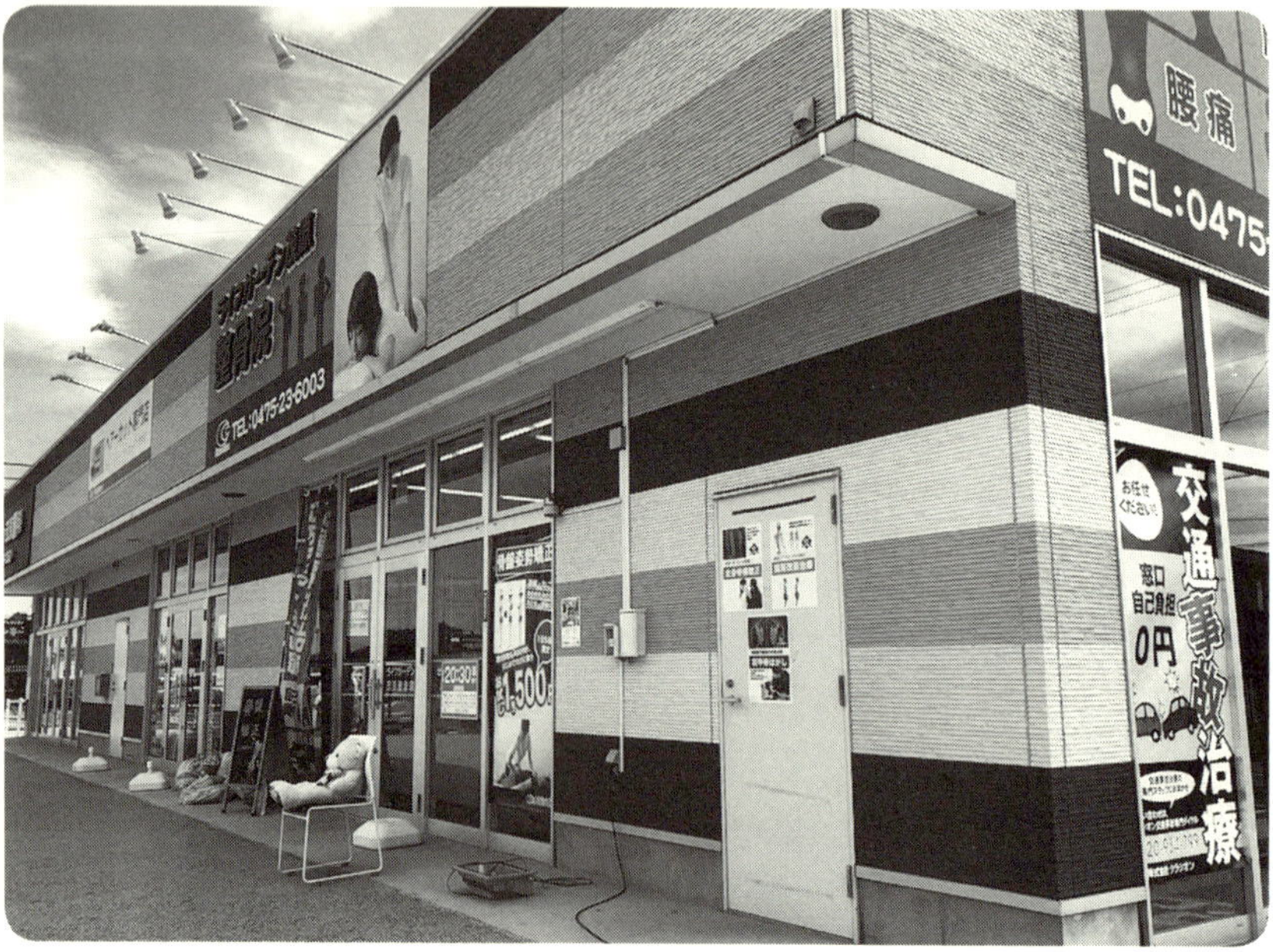

生活環境や仕事内容を聞き
患者に合ったオーダーメイド治療を提案

診療時間

月〜金	9:00〜12:30	15:00〜20:30
土・祝	9:00〜12:30	14:30〜17:30
日	9:00〜14:00	休診日　なし

ライフガーデン茂原整骨院

〒297-0012 千葉県茂原市六ツ野2785-1 C棟-1
Tel. 0475-23-6003
http://lifegarden.chiryouin.biz/

院へのアクセス

電車ご利用の場合
JR外房線「茂原」駅より徒歩10分

お車ご利用の場合
県道84号線沿いのびっくりドンキーと同じライフガーデン敷地内

〈駐車場のご案内〉
契約駐車場30台有

ライフガーデン茂原整骨院では、患者の生活環境や仕事内容を聴き、日常生活でどのような動作がつらいのか、また痛みが発生したときはどんな状況だったのか確認している。そうした細かな情報が、症状に改善に大いに役立つという。

「症状を診て人を見ずにならない」をモットーとする橋本院長は、ただ痛みだけを取り去るのではなく、患者ごとに異なる根本原因を把握して状態を改善することは治療の土台となるのだろう。

膝の痛みで来院した患者の場合、ライフガーデン茂原整骨院では脚の軸、歩行、脚力、体重、既往歴、生活様式を、しっかり確認。その上で「クラシオン式矯正治療法」で姿勢矯正を行うという。

膝に痛みを覚えて治療院を訪れる患者のパターンの一つは、日常生活で座っていることが多い人。その結果、筋力が弱まり、体重も増加してしまう。結果、股関節と膝関節に負担がかかり、膝の痛みとなってしまいます。そこで骨盤矯正をして関節の動きをよくすることで、患者の生活の質を上げていくという。また患者によっては、関節の可動領域を改善するためにストレッチなども実施している。

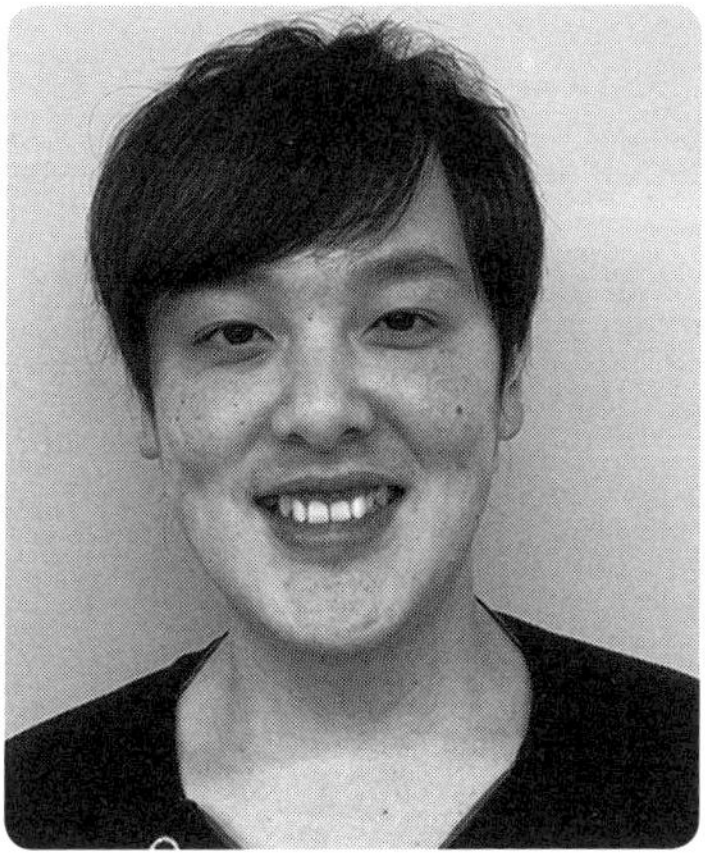

橋本 佳祐 先生

プロフィール

● はしもと けいすけ

来院した方が、何か困ったことがあったらまた相談しようと思える治療院づくりに力を入れている。きめ細かい患者への対応の結果、患者からお礼の手紙などをもらうこともあり、そうした患者の声に後押しを受け、よりよい治療を常に模索し続けている。「患者が最高の教育者」として自分を育ててくれたと、患者への感謝を口にすることも多い。

変形性膝関節症膝の痛みがない生活へ

2019年10月13日　第1版第1刷発行

編　　著　白誠書房特別取材班
監　　修　馬越啓一
発　　行　株式会社 白誠書房
〒135-0016　東京都江東区東陽 2-4-39
TEL 03-5665-6364　FAX 03-5665-6365
発　　売　株式会社 星雲社
〒112-0005　東京都文京区水道 1-3-30
TEL 03-3868-3275　FAX 03-3868-6588

印刷・製本　株式会社 シナノ
2019 Printed in Japan
ISBN978-4-434-26685-0 C0077
※定価はカバーに表示してあります